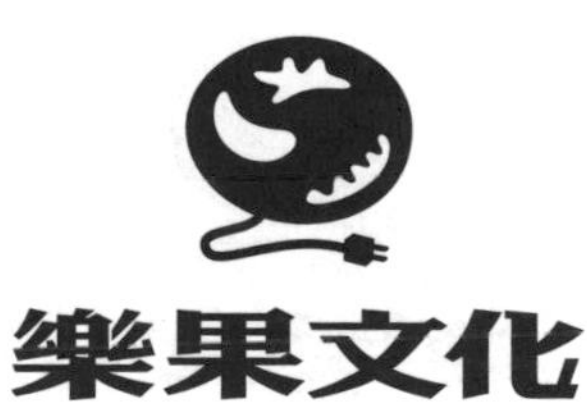

樂果文化

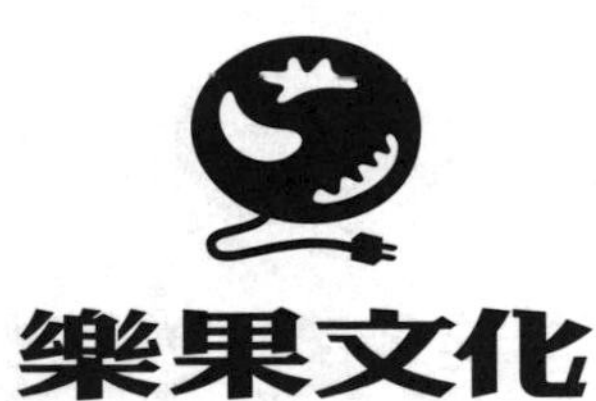
樂果文化

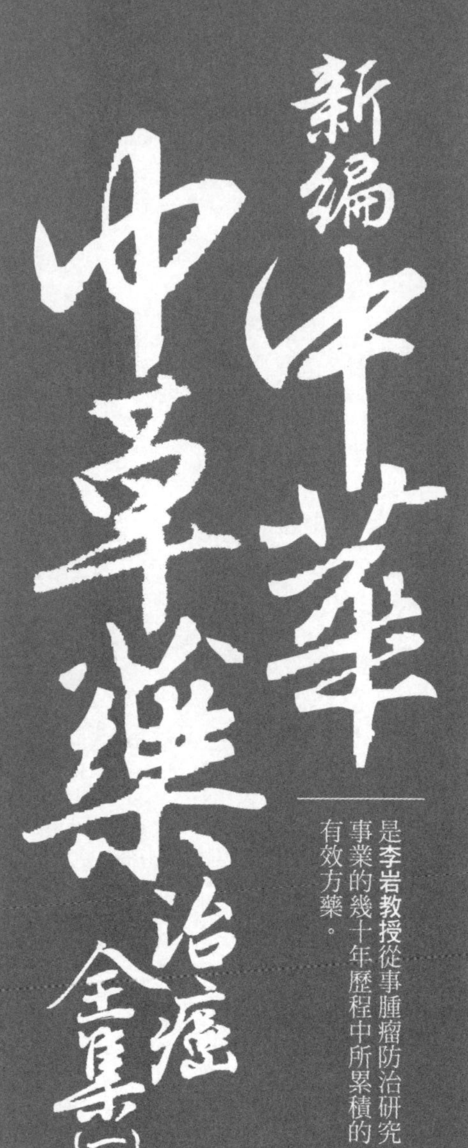
新編
中華中草藥治癌全集(一)
是李岩教授從事腫瘤防治研究事業的幾十年歷程中所累積的有效方藥。

譚序

本人認識李岩教授始自八十年代初期，與他的關係是亦師亦友，期間向他介紹不少海外病人，一致都認為李教授是一位對病人極端熱忱和富有經驗的醫生，也是一位謙遜嚴謹和博才多識的學者。他出身於醫家士族，祖父和父親都是鄉村有名醫生，頗受當地人民群眾愛戴和信仰。李教授童年開始背誦經典醫學詩歌，家傳身教使他迷戀醫學，青年時代投入西醫、中醫兩家院校，讀書八年之久。一九六二年畢業於北京中醫學院，一直在北京中醫院、北京腫瘤研究所、中日友好醫院從事腫瘤的預防、治療、研究、康復事業。他在學術活動中多次出訪日本、香港、新加坡、馬來西亞、印尼等東南亞國家。其間治療觀察各種疾病，收到良好效果。九六年春在新加坡某著名醫院，曾為垂危白血病病人梁先生搶救，運用中西結合療法取得良好療效，經過骨髓化驗，證實完全緩解，血液中未發現惡性細胞，病人十天後出院。

他的治病特點：以中國傳統醫學為主的中西醫結合，充份運用現代科學檢測方法，明確診斷，結合四診八綱、辨證論治，以辨病與辨證兩種方法去認識疾病，進行治療。在治療進程中他強調醫生、護士、病人三者結合，統一策略，共同向疾病進行鬥爭。他很重視病人在治療中的主觀能動性，發揮內在抗病能力，增強自身免疫功能，基於這種觀點，所以李教授重視運用自然療法、針灸、按摩、氣功、藥膳等綜合治療。讓病人在預防、治療、康復過程中發揚整體觀念，爭取良好生存、健康長壽的目的。這就是我本人與他相識以來，所體會到的學術思想。

《新編中華中草藥治癌全集》這套書是他以往曾發表的十餘冊四百萬字的醫療精華，實踐有效的驗方選集，值得推薦。

譚　湛　佳

作者介紹

李岩主任醫師（研究員，教授），生於一九三一年。一九五二年畢業於西醫學校，做過五年外科醫生。一九五六年考入北京中醫學院，一九六二年畢業。先後在北京中醫醫院，北京醫科大學腫瘤研究所從事腫瘤防治工作。一九八四年被聘為中日友好醫院副院長兼老年病科主任，同時出任中國抗癌協會傳統醫學副秘書長、國際癌病康復會常務理事、日本帶津三敬病院顧問兼任廣東省南海岩龍腫瘤研究所及內蒙古呼盟民族腫瘤所所長，並在廣州中山醫大孫逸仙紀念醫院進行中國南方高發腫瘤考察及防治研究工作。

李岩教授在他四十年的醫縱生涯中，積累了豐富的實踐經驗，一九八〇年寫成中國第一部腫瘤專著《腫瘤臨証備要》和《腫瘤病人自家療養》，被日本京都雄渾出版社譯成日文版本。之後，在國內外發表論文五十餘篇，譯文二十餘篇，專著與合著十五部，共撰寫三百萬餘言。

近年來他以改革精神提出醫、藥、研、教四結合的中西醫結合腫瘤防治研究方案，並設立相應的醫療、製藥、研究、教學四位一體的統一管理機構，探索中華醫學防治腫瘤的新途徑，走出具有中國特色的中西醫結合腫瘤防治研究道路。體現他對學生教導的。「抗癌之道修遠兮，吾將內外而求索，有朝腫瘤攻克兮，人類壽命得延長。」

《李岩治癌全集》系列叢書，係作者將其四十餘年的研究成果，呈獻給社會大眾，期望對腫瘤防治做出貢獻。

李岩教授和他的二位高師

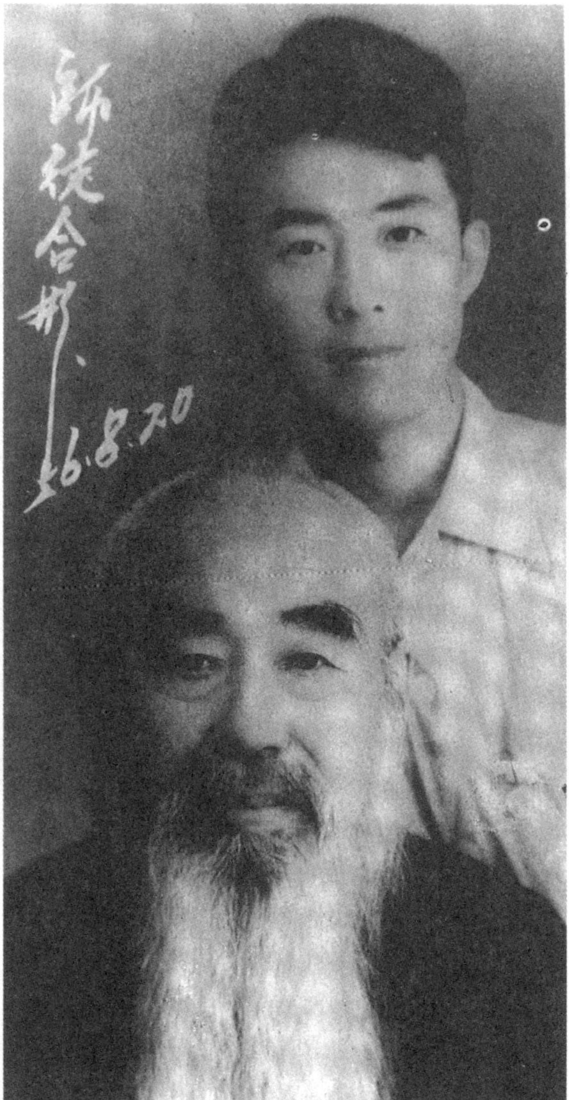

照片說明：

一九五六年盛夏，李岩教授才從醫學院畢業不久，於遼寧省錦州市拜會還俗道人王法師，結為師徒，傳授醫治白血病經驗。王法師自小因病出家，學經論道，三世真傳，善治惡性貧血，常用藥物療、針灸療、膳食療。

三十年來用於臨床病人過一百例，有再生障礙性貧血，粒細胞減少症、血小板減少性紫癜、腫瘤病人放射治療、化學治療引起的骨髓抑制（血小板及白細胞下降）、白血病、地中海先天性遺傳性貧血等。均見到不同程度的療效。其中有不少病人效果良好，有的病種造成動物模型，進行藥物療效實驗，實驗表明其療效與臨床病人相符。

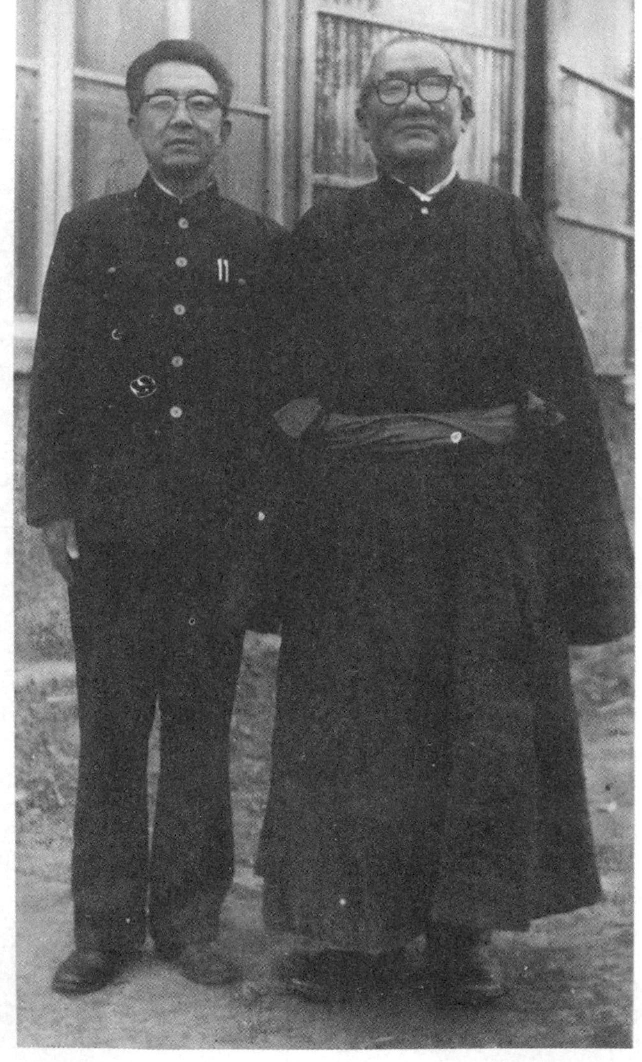

照片說明：

一九七八年嚴冬於內蒙古呼倫貝爾大學原蒙古包三次拜訪民族藏醫巴拉登先生，他生於西藏高原拉薩古城，祖傳藏醫，當地稱他為好曼巴（藏語醫生）地區政協委員，善治「噎膈」、「反胃」。他所使用的治療法為自製蒙藥、藏藥。為人治病，以慈善為懷，傳藥不傳方。由於他出身喇嘛，人們對他半信半疑，在此之際，李岩教授曾治療不效的三位食管癌患者，經巴拉登先生治療，兩名見到臨床效果，於是李岩教授乃三次北上，拜訪先生，學習藥方，終於結成師徒，傳經傳道，取得真傳，繼承發揚少數民族單、偏驗方，有的病人，行之有效，並在動物實驗中得到證實。

編者介紹

潘萍，北京人，生於一九五八年。學生出身。一九七六年高中畢業，參加北京密雲醫院藥房製劑工作。一九七八年——一九七九年北京友誼醫院進修藥劑專業。一九八一年——一九八四年於北京中醫學會針灸專業畢業後，從事中醫，針灸科工作，一九八八年——一九九〇年在北京北方交通大學外語系學習，畢業後回到臨床，一直隨李岩導師參加腫瘤防治研究工作，在此期間，曾在中日友好醫院、北京七三一醫院、海南省工人醫院、廣東省南海岩龍腫瘤研究所、中山醫大孫逸仙醫院，進行隨診案側，邊學邊用，結合實踐，複習理論，核實臨床診斷，分析療效，總結經驗，整理資料，協助導師從事腫瘤防治研究事業。

王艷玲，內蒙人，生於一九六五年，學生出身。一九八五年畢業於呼盟衛生學校西醫醫士班；一九八八年投考全國西醫學習中醫班，一九九〇年於中國中醫研究院畢業之前後，跟隨李岩教授學習十年之久。先後在北京中日友好醫院、西苑醫院、廣安門醫院、海南省農墾總局醫院中西醫結合腫瘤研究所及廣州中山醫大第二附屬醫院（即孫逸仙紀念醫院）和廣東省南海岩龍腫瘤防治研究所等，進行隨診案側，總結病例，整理資料，協助李岩教授從事腫瘤防治研究事業。參與李岩教授著作《新編中華中草藥治癌全集》、《李岩腫瘤驗方選》、《腫瘤醫護錦囊》、《腫瘤預防治療保健》和《腫瘤防治錦囊》等書。並在李岩教授的指導下對其早年出版的《腫瘤臨證備要》、《腫瘤病人自家療養》等書的再版做了協助補充及修訂工作。

責編的話

行政院衛生署於二〇一二年五月二十五日公布二〇一一年國人十大死因統計，台灣平均每三分二十七秒就有一人死亡，比前（二〇一〇）年快了十一秒，而且癌症（惡性腫瘤）已經連續三十年蟬聯國人十大死因的榜首。

去（二〇一一）年國內每一百位死亡者，就有二十八人（二十八％）因癌症去世，共死亡四萬二千五百五十九人（男性占二萬七千零四十五人，女性有一萬五千五百十四人），男女之死亡比率為：一・七四比一；即每十二分二十一秒就有一人因癌而死。相對於十大死因第二位的心臟疾病死亡一萬六千五百十三人（占總死亡率一〇・九％），癌症仍高出近一・六倍的死亡率。

國人十大癌症死因及死亡人數為：

一、肺癌（八五四一人）；二、肝癌（八〇二二人）；三、結腸直腸癌（即大腸癌，四九二一人）；四、口腔癌（二三〇八人）；五、胃癌（二二八八人）；六、乳癌（一八五二人）；七、胰臟癌（一六〇七人）；八、食道癌（一四一五人）；九、攝護腺癌（一〇九六人）；十、非何杰金氏淋巴瘤（九七一人）。

二十一世紀的台灣，已完全邁入資本主義的「金錢至上論」和工業化的社會，大量的工業廢氣與廢水，由於政府管理機制的疏忽及廠商的浮濫排放，使台灣生態環境更形惡化，更降低了國人的生活品質與生活安全；市場上出現大量所謂「有機食品」與健康食品，其成放如何，猶待進一步檢視。

有幸與李岩教授結識，是在他一九九五年首度訪台的癌症學術交流會上，以後的十多年來，只見他風塵僕僕的往來中港台與東南亞之間，只為推動癌症的中西醫聯合診治，企圖治癒與減輕癌症患者的用心，頗使患者動容。他雖高齡八旬，仍探索於「抗癌」路上，毫無倦容，真是現代之「仁心濟世」典範。

《新編中華中草藥治癌全集》三卷本的問世，將為國人帶來新的癌症預防與保健的觀念，期待對國人生活安全及生活品質的提升，有所助益。

廖　為　民

二〇一二年六月吉日

前言

眾所周知，腫瘤是當前威脅人類健康與生命的常見病、多發病。防治腫瘤方法仍然是狠抓三早（早期發現、早期診斷、早期治療）、猛攻三關（病因關、早診關、治療關）、中西醫結合。腫瘤病人一旦確診之後，盡早手術治療、放射治療、化學治療、中醫中藥等綜合方案，仍被臨床所運用。中醫中藥的應用日益受到人們的關注。

《新編中華中草藥治癌全集》是他在從事腫瘤防治研究事業的幾十年歷程中所積累的有效方藥。遵照前人的經驗，參考實驗資料，並且收集中國少數民族及民間單偏驗方，且經過長期臨床實踐，反覆進行觀察，摸索出許多有效方藥。在他的腫瘤專著和學術論文中曾有發表。此外，還有一些重點科研項目中、指導碩士研究生實驗資料中，以及國內外講學教材裡，尚未發表的許多資料。經過我們跟師隨診，對病人長期追訪，醫院病案查閱，對其診斷和療效的推敲以及可以收集的資料，進行整理分析，去粗取精，去僞存眞，總結成卷，在此介紹。

本驗方選共分三卷，總結了二十種腫瘤疾病，二十種癌前病變。初步提出五百四十八個中藥方劑可供試選。上卷是臨床常見腫瘤驗方有：眼部惡性腫瘤驗方，唇癌驗方，舌癌驗方，鼻咽癌驗方，喉癌驗方，甲狀腺癌驗方，乳腺癌驗方，肺癌驗方，肝癌驗方，食管癌驗方等十類。中卷擬定爲：胃癌驗方，膀胱癌驗方，宮頸癌驗方，淋巴瘤驗方，白血病驗方，骨肉瘤驗方，顱腦腫瘤驗方，脊髓腫瘤驗方，皮膚癌驗方，黑色素瘤驗方等十類。下卷爲癌前病變驗方。三卷分期出版。

本驗方選在介紹方劑之前，對每種腫瘤以中西醫結合方法，介紹一般發病概況，診斷方法，辨証治療原則。隨後介紹有關驗方。在每個方劑中分爲命名、組成、方解、功效、主治、用法及歌訣。

在方解中着重介紹重點藥物的藥理作用，抗癌實驗，以及該藥物在本方中所處的君、臣、佐、使地位和配伍關係。在介紹藥物性味功用時，考慮病人查閱方便，力求保持每個方劑內容的完整性和系統性。但是全書前後有些重複現象，這也是臨床醫書在所難免。

我們在防治腫瘤事業中，是青年醫師，也是學生，對腫瘤理論學習不夠，對老師經驗體會不深，在整理專業資料方面缺乏經驗，錯誤之處，請多指正。

有關用藥兩點說明

一、中藥處方使用劑量單位：由於中藥屬於中國傳統藥物，雖然早已傳到世界各國，但其劑量單位尚欠統一。在我國過去均以中國傳統度量衡計算。如一斤為十六兩、一両為十錢、一錢為十分、一分為十厘、一厘為十毫。然而，近年來，中國大陸對度量衡進行改革，均以國際統一計量稱量物品，隨之中藥劑量亦改為公斤(KG)、公升(L)制，即每公斤為一千克、每公升為一千毫升、每克為一千毫克。關於中藥換算問題，仍以十六両為一斤，以舊稱為習慣用法，因此臨床醫生處方開藥，也以習慣為準，以十克相當於二錢七分換算，捨去小數，相差無幾。亦為藥劑人員所理解。

二、湯劑煎法與服法：一般藥物水煎兩次，所謂後渣。由於用藥目的與藥物性質不同，大體可分兩類。解表藥，浸泡水煮時間短，如加冷水過藥面一公分深，浸十分鐘，加熱煮沸十分鐘，過濾，取藥液一百毫升為第一次內服，第二次藥渣內加冷水二百毫升，同法煮沸取藥液一百毫升內服。但是非解表藥（如治療腫瘤方藥，補藥等）煎藥方法同上，但浸泡、煮沸時間都要延長，浸泡三十分鐘，煮沸後變小火再煮三十分鐘。兩次藥液合起來如果超過二百毫升，應當將兩次藥液合在一起，再加小火濃縮到二百毫升為宜，每次服一百毫升，早晚飯前三十至四十分鐘內服。（一般大小的飯碗，滿載容量約為一百五十毫升。）

如有礦物和金石藥物或者質地堅硬之品，應該先煎三十分鐘，再下群藥；如有芳香、揮發藥物，醫生必示「另包後下」字樣，即是群藥煮沸後再下此藥，再有細料藥物，可用藥液沖服。前者如蛤殼，中者如薄荷，後者如三七粉等藥，均要特殊煮沸與服用。

【目錄】 | CONTENTS

一、眼部惡性腫瘤驗方

二、唇癌驗方

三、舌癌驗方

四、鼻咽癌驗方

五、喉癌驗方

六、甲狀腺癌驗方

七、乳腺癌驗方

八、肺癌驗方

九、肝癌驗方

十、食道癌驗方

眼部惡性腫瘤驗方

眼部腫瘤有內眼與外眼之分，臨床常見外眼惡性腫瘤以眼瞼癌較多見，約佔皮膚癌的2.5～16.8%。為面部皮膚癌的好發部位，下眼瞼最多，病理檢查基底細胞癌較多見，約佔70～85%，鱗狀細胞癌次之，約佔7～12%，少數是腺癌與腺樣囊性癌，也有眼瞼緣及兩眦的皮膚黏膜移行部的色素痣變成惡性黑色素瘤。

基底細胞癌，發展較慢，病程甚長，早期發現有局部硬結，境界清楚，皮膚脫屑，呈黑褐色，與痣與瞼板腺囊腫相似，進而破潰，形成潰瘍，到晚期可侵蝕全部眼瞼、眼眶及副鼻竇，形成嚴重的局部腫瘤缺損，但是一般不發生轉移，預後較好。

鱗狀細胞癌，發展較快，病程較短，容易破潰，形成腫塊，突出皮膚表面，晚期可發生臨近淋巴結轉移。

內眼惡性腫瘤，最常見為視網膜母細胞瘤，是兒童胚胎瘤常見的惡性腫瘤之一，約佔兒童惡性腫瘤的26.7%，佔眼科惡性腫瘤的32.5%。本病有一定的家族性，約佔20%，而且顯示以隔代遺傳為突出表現，雙眼發病患者中，有家族史的可達75%。發病年齡越早惡性度越高。據統計有三分之二在三歲以內，有十分之九在四歲以內發病，可見本病是一種惡性度甚高、轉移較早、預後極劣的幼兒惡性腫瘤。

眼部腫瘤的診斷，主要靠眼底鏡，X光病理切片及針吸塗片檢查，進行確診。治療選用手術、放化療及中醫中藥辨證論治。

中國醫學對眼部腫瘤概括認識為局部病變與內臟密切相關，早在《靈樞．大惑論》中提出五臟六腑之精氣皆上注於目而為之精；精之窠為眼，骨之精為瞳子，筋之精為黑眼，血之精為絡，其窠氣之精為白眼，肌肉之精為約束。故五輪學說在腫瘤科也有一定意義。認為眼瞼及眼外肌為肉輪屬脾，球結膜及鞏膜為氣輪屬肺，兩眥部及結膜血管為血輪屬心，角膜為風輪屬肝，瞳孔為水輪屬腎。眼通五臟，氣貫五輪。臟有所病，必現於輪。在腫瘤臨床治療時，大體可分外眼腫瘤、內眼腫瘤。而外眼腫瘤多從心經有火，脾肺有熱着手；內眼腫瘤多從腎陰虛，肝火旺或肝腎失調施治。因肝開竅於目，治療時多選用肝腎兩經藥物。

1號方　菊蒙湯

組成：藤梨根五十克，廣豆根二十克，敗醬草十克，白茅根三十克，草河車二十克，仙鶴草二十克，夏枯草二十克，木賊草十克，黃芪三十克，女貞子三十克，綠萼花十克，月季花十克，野菊花三十克，密蒙花二十克。

方解：方中重用藤梨根、白茅根、廣豆根、敗醬草清熱解毒，降火消腫為君藥；草河車、仙鶴草、木賊草、夏枯草，散結軟堅，涼血平肝為臣藥；黃芪、月季花、女貞子健脾益腎，補氣解鬱為佐藥，蒙花、菊花，其性輕靈，載藥上升，走頭入目為使藥。

功效：解毒化瘀，清肝明目。

主治：眼部惡性腫瘤、上頜竇癌等。

用法：煎湯內服，藥渣布包，冷敷患部，每日二至三次。

歌訣：

菊蒙抗癌藤梨根，茅醬廣豆為其君，
蚤休月季萼枯鶴，黃芪扶正配女貞。

2號方　爐柳軟膏

組成：爐甘石二十克，柳葉一百克，熊膽汁二克，黃蠟四十克。

方解：爐甘石為天然的菱鋅礦石，味甘性辛，入肝經，具有明目袪翳，化濕生肌，解毒化瘀之效，煅爐甘石為外用精品，在本方內居於君位主藥，柳葉性苦寒，清熱解毒為臣藥，黃蠟為佐藥輔型劑，熊膽汁滲透力專為使藥，引藥入病所，加強解毒化瘀作用。

功效：清熱解毒，化腐生肌。

主治：眼部惡性腫瘤（腫物突出眼外者）。

用法：上藥共研細末，再與黃蠟混合製成軟膏，取適量塗布患處，每日二至三次。

歌訣：

爐柳軟膏治惡瘡，參入熊膽效力強，

輔以黃蠟為佐劑，眼瘤外突敷之良。

3號方　藤梨狗肉湯

組成：藤梨根二百五十克，狗肉五百克。

方解：藤梨根屬彌猴桃科，性味酸澀苦寒入肝經、大腸經。清熱解毒善療眼疾，民間常以味酸性熱之狗肉同煮，熱抑寒性，酸斂生精，藥味雖少各有其功，吃肉喝湯一攻一補，相輔相成，民間經驗妙用，對惡性腫瘤黑色素瘤，確有治癒病例。

功效：滋陰補血，活血化瘀。

主治：眼部惡性腫瘤（肝腎陰虛型為佳）。

用法：以上二味加清水五百毫升，炖熟，吃肉喝湯，隔日一劑，連服十五劑為一療程。同時配用鮮彌猴桃為副食者，每日三百克，療效更佳。

歌訣：

民間藤梨狗肉湯，眼疾來自肝陰傷，
彌猴鮮桃若伍用，攻補兼施治惡瘡。

4號方 洋參飲

組成：西洋參二十克，蒼白朮十克，雲苓十五克，陳皮十克，甘草三克，赤芍十克，荊芥三克，防風三克，元參十克，白蘚皮十克，酒炙大黃一克，厚樸二克，連翹三克。

方解：腫瘤屬於全身性疾病局部表現，眼部疾患與五臟六腑密切相關，眼部五輪八廓與內臟相連，肝開竅與目，角膜屬肝，瞳孔屬腎，鞏膜屬肺，內眥屬心，眼瞼屬脾，故此腫瘤一症的治療，必須從局部着手，全身着眼。西洋參飲為此例，本方以補氣健脾的四君子湯為君藥，因甘草、雲苓、白朮健脾藥力不足選入蒼朮、厚樸、陳皮，唯恐藥性過燥將原方黨參改為西洋參補氣潤燥防其傷陰以固其本。方中運用赤芍、玄參、荊芥活血疏風祛濕消腫。再以白蘚皮、連翹清熱解毒，消其血中毒熱，且有抗癌作用。加用酒炙大黃清血分濕熱，通胃腸積滯，化瘀消癥。

功效：健脾化濕，解毒散瘀。

主治：眼部惡性腫瘤（脾虛濕熱型）。

用法：煎湯內服，每日二次，每日一劑。

歌訣：

眼瘤脾虛濕熱型，陳草玄芍荊防風，
四君蘚皮樸連翹，洋參大黃補寓攻。

5號方　蛇蛻糖漿

組成：蛇蛻十五克，綠豆三十克，白糖一百二十克。

方解：此方為民間用於解毒消腫，治療眼科頑疾驗方，蛇蛻選用錦蛇皮，其味甘鹹，性溫，有小毒，入肝經，取其內走臟腑，外徹皮膚，有無處不到之功，解毒退翳，兼治疥癬諸瘡風痺，與綠豆合用加強解毒清熱之力，用白糖以健脾護肝，三藥合劑對眼部腫瘤有扶正驅邪之效。

功效：解毒清熱，舒肝健脾。

主治：眼部惡性腫瘤（脾虛肝熱型）。

用法：蛇蛻研粉炸黃存性為末，綠豆微炒為末與白糖液混合，蒸熟內服。每日二次，每次口服十毫升，連服三十日為一療程。

歌訣：

蛇蜕糖漿除雲翳，清熱解毒並化瘀，
佐以綠豆白糖粉，涼血清肝補脾虛。

6號方　春蠶飲

組成：僵蠶五克，全蝎五克，鈎藤十克，川芎十克，人參五克，防風三克，天麻十克，麻黃半克，甘草十克。

方解：白僵蠶為僵化蠶體，性味鹹辛平，歸肝肺二經，有息風鎮驚，祛風止痛，解毒散結作用；全蝎有毒，性味辛平，歸肝經，息風鎮驚，通絡止痛，解毒散結。以上兩味蟲體均有解毒散結作為君藥，天麻、鈎藤平肝潛陽，息風止痙，防風、麻黃為解表散風清熱之要藥與上藥配合有表裏雙解之功，川芎活血驅風改善微循環以助散風解毒之力，方中佐以人參、甘草大補元氣，增加免疫功能，全方形成扶正驅邪之勢。治療風熱型眼科疾患。

功效：祛風止痛，解毒散結。

主治：眼部惡性腫瘤（風熱型）、頜面腫瘤。

用法：上藥加水連煮二次，去渣過濾，日服二至三次。（附：可製成膠囊劑，上藥共研細末裝入空膠囊，日服二次，每次三粒。）

歌訣：

春蠶飲中配全蟲，芎防天麻草鈎藤，
麻黃人參攻後補，祛風解毒除眼疼。

7號方　蜘蛛膏

組成：活蜘蛛二十隻，定心草五克，菊花十克，飛籮面十克。

方解：此方來自內蒙古牧民家傳驗方，採用草原上帶有蜘蛛織網的定心草，用其全草及蜘蛛網、活蜘蛛，加黃菊花、飛籮面製成軟膏內服治療眼睛惡瘡，蜘蛛解毒清熱，療惡瘡治臌症，定心草強心利尿，解蛇毒，菊花明目、清頭風，飛籮面為輔型劑。

功效：清熱解毒，鎮痙利尿。

主治：眼部惡性腫瘤（毒熱型）、鼻竇癌。

用法：上藥共研細末，加菊花熬成軟膏。每日分二次口服，每次服二克。

歌訣：

蜘蛛軟膏牧民方，定心野草治毒瘡，

菊花引經為明目，妙用諸蟲網內藏。

8號方　穿山煲

組成：穿山甲四十克，皂角刺五克，赤芍十克，乳香十克，沒藥十克，當歸十克，防風五克，白芷五克，銀花十五克，貝母十五克，陳皮十克，甘草五克，木賊草十克。

方解：堅硬腫瘤非剋難效。本方以穿山甲、皂角刺破血削堅為君藥，穿山甲為血肉有情之品，攻不傷血，皂角刺袪痰開竅用於頑疾痰核瘰癧，有融化之功，以甘草解其毒性保護胃氣，以當歸養血，扶虛益損，逐瘀生新。方中又赤芍、乳香、沒藥加強活血化瘀；川貝、白芷、防風、陳皮化痰軟堅，輔助藥物，木賊草清肝明目為方中引經使藥。

功效：活血化瘀，消堅破結。

主治：眼部惡性腫瘤（痰核瘰癧型）。

用法：男性患者湯劑，每日一劑，每劑分三次內服。女性患者丸劑，以上藥量均加一倍劑量，共研細末，水泛為丸，黃豆大小，每日三次，每次六克，白開水送服。（因藥破血過烈，丸者緩也，以免傷經。）

歌訣：

歸芍乳沒穿心煲，破堅散結用皂角，

防芷木賊銀貝陳，調和諸藥選國老。

9號方　硇砂滴

組成：硇砂五克，輕粉一克，雄黃一克，冰片零點三克。

方解：腫瘤突出皮膚，黏膜之外，堅硬脹痛，內服藥力難達病所，常選用外治方法治療，方中磠砂性烈，有毒，去腐削堅。《雷公炮炙》論序云：「除癥去塊，全仗硝磠」即為硝石、磠砂二味劇藥，輕粉為水銀、明礬、食鹽等用升華法製成的汞化合物，性味辛苦，燥烈有毒，外用攻毒殺蟲，內服利水通便。雄黃為含砷的結晶礦石，為二硫化二砷，性味辛苦溫，外用解毒殺蟲，內服消癰疽腫痛，微量強身，大量中毒。冰片為龍腦香料常綠喬木即龍腦香樹脂製成結晶品，性味辛苦微寒，外用散熱止疼，內服芳香開竅，方中藥物四味組成君臣佐使，順序排列。

功效：化腐削堅，殺蟲解毒。

主治：眼部惡性腫瘤（腫物突出堅硬脹痛型）、上頜竇癌、唇癌等。

用法：共研細末，水調滴患處，每日六次外用。出血時可加用三七粉少許。

歌訣：

以毒攻毒磠砂滴，輕粉雄黃一比一，

冰片點三消腫痛，伍用三七更相須。

10號方　蒼辛湯

組成：蒼耳子十克，細辛三克，辛夷花十克，白芷十克，仙鶴草五十克，廣豆根二十克，骨碎補二十克，野葡萄根二十克，龍葵三十克。

方解：眼部惡性腫瘤向內生長侵犯顱底時，重用本方，蒼耳子性味辛苦溫有小毒，歸肺經，通耳竅祛風濕，解毒止痛，辛夷花、白芷、細辛與蒼耳子配合加強君藥通竅解毒作用，仙鶴草、廣豆根、野葡萄根、龍葵均有解毒清熱，消腫抗癌作用，已被實驗動物所證實，骨補脂滋補肝腎，扶正培本，防止腦內轉移。

功效：通竅解毒，止痛抗癌。

主治：眼部惡性腫瘤（內侵型）。

用法：煎湯內服，每日三次，每次服一百毫升，長期內服時，以上藥劑量增加一倍，共研細末，加羊膽汁五十毫升，水泛為丸，黃豆大，每日三次，每次六克。

歌訣：

蒼龍仙鶴芷辛夷，骨碎補配廣豆根，
野葡萄根清肝熱，眼部腫瘤效如神。

11號方　血松膠囊

組成：血竭十克，甘松香十二克，羊膽粉三十克，菊花十克。

方解：本方以血竭為君，甘松香為臣，羊膽粉為佐，血竭為棕櫚科常綠藤本植物莖幹滲出之樹脂，製成藥品，別名麒麟竭，性味甘鹹平，歸心、肝二經，外用止血，生肌斂瘡；內服活血散瘀止痛，《日華子本草》記載「血竭敷一切惡瘡癬疥久不合者速效」。甘松香為敗醬科植物，性味辛甘溫，歸脾胃二經，行氣止痛，開鬱醒脾，收濕拔毒。羊膽粉為山羊膽汁炙乾成品，性味苦寒，解毒熱清肝利膽，明目袪翳。本膠囊以菊花為引，起明目清頭風之用。

功效：止血生肌，斂瘡解毒。

主治：眼部惡性腫瘤（濕毒潰瘍型）。

用法：共研細末，裝入膠囊一百個，每日二次，每次口服二粒。

歌訣：

眼部腫瘤潰瘍型，血竭為君配甘松，
清肝明目羊膽粉，菊茶送藥善引經。

12號方　血松膏

組成：血竭十克，松香十二克，羊膽五個，冰片三克，麝香三克，乳香二十克，沒藥二十克，香油一百五十克。

方解：血竭外貼膏為眼部腫物未潰將潰、不能內消者使用，藉血竭、甘松香、羊膽粉，解毒止痛，清肝祛翳之功，增填乳香、沒藥，橄欖科植物幹、皮滲出物油膠樹脂，加強活血化瘀，生肌止痛作用，冰片芳香化腐，消腫止痛，麝香為鹿科動物成熟雄性香囊中的乾燥分泌物，其性味辛溫，歸心、脾二經，有開竅醒神、活血化瘀、化腐止痛之功，載藥入裏，直達病所，為引經藥。故而血松膏對未潰腫物消腫解毒，使病灶縮小，對已潰者收濕拔毒，祛腐生肌。

功效：活血化瘀，祛腐生肌。

主治：眼部惡性腫瘤（腫物局灶型）。

用法：香油煎沸，入松香溶後離水，均勻撒血竭粉於液皿，色呈深赤後下入羊膽汁，起黃色泡沫為止，待涼後加入冰片、麝香即成，用時攤於膠布上貼於痛處。

歌訣：

血松貼膏含乳沒，病灶堅硬將欲破，
冰麝羊膽香油調，已潰未潰用無過。

13號方　花粉飲

組成：天花粉五十克，黃芪三十克，山甲十克，土貝母三十克，茜草三十克，土茯苓三十克，蒼耳子十二克，山茨菇二十克，葛根十克，銀花三十克，連翹十五克，綠豆三十克。

方解：花粉飲為腫瘤毒熱期內治要方，天花粉為葫蘆科草質藤本植物括樓的乾燥塊根，性味苦微寒，歸肺胃二經。本品內服、外用均有清熱瀉火，排膿消腫的作用。對癰腫瘡瘍，毒熱熾盛，炎性腫物效果顯著。對惡性葡萄胎及絨毛膜上皮癌也有療效，為君藥。土茯苓、土貝母、山茨菇均有解毒、除濕、消腫、化痰、抗癌作用，為臣藥。銀花、連翹、蒼耳子、茜草、葛根、綠豆共有清熱涼血，解毒化瘀作用，對急性惡性毒瘍均有較好效果，為佐藥。方中黃芪、山甲，補氣補血，托瘡生肌，增強人體免疫功能，為使藥。

功效：清熱瀉火，消腫抗癌。

主治：眼部惡性腫瘤（毒火熾盛型）。

用法：煎湯內服，每日分三次服，每次一百五十毫升。

歌訣：

花粉飲中銀翹芪，茜草土茯山甲皮，

蒼菇葛根土貝母，解毒重用綠豆衣。

唇癌驗方

唇癌為口腔常見的腫瘤之一，佔口腔的12.2%，在口腔中居第三位，多見於五十歲以上的男性，長期吸煙可能是誘因，尤其使用煙嘴和煙斗的人更有關係。如口唇上皮角化、白斑、疣贅、肉芽腫及裂口等病長期不癒，有可能癌變。發病部位多在下唇，一般發生在下唇的外中三分之一處，且大約有90～95%在下唇紅緣部。大體外型可分為外突、潰瘍和疣贅三型。多數是鱗狀細胞癌與基底細胞癌。治療方法：早期唇癌可行局部楔形切除，中晚期放射、化療、中藥、免疫療法均可應用。

中國醫學認為口唇屬脾，脾與胃相表裏，故口唇病系為脾濕胃熱熏蒸所致。中醫雖無唇癌之名，但有類似的描述。《瘍科心得集》裏記載：「繭唇亦生於嘴唇，……」。「燥則乾，熱則裂，風則潤，寒則揭，若腫起，自皮皺裂如蠶狀，故名繭唇也。」在病因方因《外科正宗》論述「繭唇，乃陽明胃經症也，因食煎炒，過食炙煿又兼思慮暴急，痰隨火行，留注於唇，初結似豆，漸大若繭唇……」在病機方面，《醫宗金鑒》認為繭唇「由脾虛胃熱，結聚而成。」本病治療原則，應採取中西醫結合辨證施治為宜。

14號方 加味清胃散

組成：升麻五克，生地十克，牡丹皮十克，當歸十克，黃連十克，蟾蜍十五克，生石膏二十克，僵蠶四十克。

方解：清胃散原方治證，是胃熱循足陽明經上攻所致的頰痛，唇舌腫痛，牙齦腐爛，皆是火熱攻竄所害。方中黃連苦寒瀉火為君，以清胃中積熱，以生地涼血滋陰，丹皮涼血清熱共為臣，並佐以當歸養血，升麻升舉陽氣與黃連相伍，使上炎之火得散，內鬱之熱得降，並為陽明引經藥。重用蟾酥味辛氣溫有毒，能拔一切風火毒熱之邪，配以白僵蠶解毒散結，息風止痛，以構成加味清胃散內臟與體表相關用藥，治療唇癌之主方。

功效：清胃涼血，解毒散結。

主治：唇癌（胃火毒熱型）、咽頰癌等。

用法：水煎湯劑內服，每日一劑，日服二次。

歌訣：

清胃散中當歸連，生地丹皮升麻蟾，
石膏僵蠶治繭唇，解毒散結醫唇癌。

15號方　加味瀉黃散

組成：蜈蚣六克，全蝎六克，僵蠶十五克，梔子十克，防風十克，藿香十克，甘草十克，白芷十克，升麻十克，生石膏三十克。

方解：本方在瀉黃散基礎之上，加入蟲類抗癌及引經之品，原方瀉黃散為生石膏辛寒清胃熱，山梔苦寒瀉其火，合成清上徹下之功。藿香芳香醒脾，以振脾胃氣機，防風升散脾胃伏火，甘草生用瀉火和中，緩而不傷胃氣，為本方君藥。加味全蝎、蜈蚣辛溫有小毒，以毒解毒抗癌息風，散結通絡，僵蠶鹹平，祛風止痛抗癌消腫，為臣藥。白芷、升麻，為胃經升藥解毒清熱，引藥上行直達病所，為方中佐藥和使藥。全方形成瀉熱息風解毒抗癌作用。

功效：瀉熱降火，解毒消腫。

主治：唇癌（乳頭型）、喉癌等。

用法：煎湯內服，每日一劑分二次服。或上藥共研細末裝入膠囊，每日三次，每次三粒。

歌訣：

瀉黃散用梔石膏，藿香升麻生甘草，
加味蠶蝎巨蜈蚣，唇癌麻木服之好。

16號方　二龍蟾酥餅

組成：蟾酥十六克，輕粉二克，枯礬六克，寒水石六克，銅綠三克，炙乳香六克，炙沒藥六克，膽礬六克，麝香六克，雄黃六克，蝸牛七隻，硃砂十八克，天龍十八克，地龍十八克。

方解：天龍為壁虎科動物鹹寒，有小毒，散結止痛，祛風定驚，與地龍相配加強清熱息風通絡散結作用。對腫瘤有扶正蕩邪之功。原方蟾酥丸為傳統方劑，解毒消腫，活血定痛，常用治療疔瘡、腦疽、乳癇等一切惡瘡的有效藥物。近年來實驗表明，蟾酥對荷瘤動物S180，艾氏腹水癌，U14等癌細胞均有明顯抑制作用。

功效：消腫散結，活血定痛，抗癌。

主治：唇癌（巨塊型）、頭頸部腫瘤。

用法：上藥共研細末，再於端午節日午時，在淨室中將蝸牛研爛，再加蟾酥和研，再入諸藥混合搗勻為餅。外敷適量，每日二次，每次三克。

歌訣：

天地二龍蟾酥餅，膽枯二礬乳沒汞，

寒水銅綠硃蝸牛，雄黃麝香抗癌腫。

17號方　陀僧膏

組成：密陀僧研末六百克，赤芍二十克，全當歸六十克，乳香十五克，沒藥十五克，赤石脂六十克，苦參一百二十克，百草霜六十克，銀黝三十克，桐油一千克，香油五百克，血竭十五克，兒茶十五克，大黃二百五十克。

方解：密陀僧為二氧化鉛的重金屬鹽類，性寒味辛平，有毒，入肝、脾二經。主要作用為消腫殺蟲，收斂防腐，配銀黝加強消腫防腐作用。血竭、兒茶、百草霜、赤石脂加強止血收斂之功，赤芍、當歸、乳香、沒藥活血化瘀，苦參、大黃清血熱，通瘀滯，消癰散腫，以桐油、香油為輔形劑促進吸收。

功效：消腫解毒，祛腐生肌。

主治：唇癌（潰瘍型）、口腔內腫瘤。

用法：先將當歸、赤芍、苦參、大黃入油內炸枯，熬至滴水不散，再下陀僧末，用槐柳枝攪至滴水將欲成珠，再將百草霜細細加入攪勻，再將群藥為末篩入攪拌均勻，傾入水盆內，眾手扯千餘次，再收入磁盆內，用時水侵外貼。

歌訣：

密陀僧霜外用方，乳沒歸芍百草霜，

銀黝苦參竭石脂，香油桐油兒大黃。

18號方　黃柏皮散

組成：黃柏皮六十克，五倍子十八克，密陀僧六克，甘草六克。

方解：黃柏含多種生物鹼，主要為小檗鹼，佔0.6～2.5%並含少量黃柏鹼、木蘭鹼、棕櫚鹼等，其性味苦寒入腎、膀胱、大腸經，其功能清熱燥濕，瀉火解毒，退虛熱。川柏皮含小檗鹼較高，佔4～8%，五倍子為漆樹科落葉灌木類植物葉上所寄生的蟲癭，性味酸澀寒，歸腎大腸肺經，其功能斂肺降火，澀腸固精，斂汗止血，對腫瘤瘡面有解毒消腫收濕斂瘡止血作用。密陀僧含氧化鉛有毒成分，有殺蟲消腫，收斂防腐，潔淨瘡面作用，甘草生用瀉火解毒，調和諸藥。

功效：解毒消腫，斂瘡止血。

主治：唇癌（出血型）、癌性破潰者。

用法：五倍子、陀僧、甘草三味研末塗黃柏皮上焙乾，研粉貼唇部腫物之上。

歌訣：

黃柏皮散貼唇瘤，五倍止血瘡口收，
密陀高僧善防腐，甘草瀉火諸藥周。

19號方　歸脾養榮湯

組成：當歸十五克，赤芍十五克，白芍十五克，生地二十克，川芎十克，茯苓三十克，陳皮十克，甘草十克，天冬十克，升麻六克，山梔十克，桔梗十克，黃芪四十克，黨參十克，白朮十克，防風十克，黃連十克，黃柏六克，知母十克，柴胡十克，牡丹皮十克，澤蘭十克，香附十克，元胡十克，木通十克。

方解：原方為健脾養血安神調經的歸脾湯，在養榮的基礎上合用丹梔逍遙散，以調整機體，清熱解毒抗癌，方劑重新組合以「九全」大補為君（當歸、白芍、生地、川芎、黨參、茯苓、白朮、甘草、黃芪），重用黃芪補氣，托瘡生肌，加強機體免疫功能。以黃連、黃柏、天冬、知母、澤蘭、木通、元胡，清熱化瘀為臣。以柴胡、赤芍、丹皮、山梔、香附調理肝脾，疏肝理氣為佐。以升麻、防風、桔梗，散風消腫，載藥上升為引經藥。構成大複方配伍的君臣佐使關係。經實驗表明，方中天冬、桔梗、當歸、生芪均有不同程度的抗癌作用。

功效：補氣養血，調理肝脾，解毒抗癌。

主治：唇癌（氣血雙虛型）、晚期腫瘤。

歌訣：
歸脾養榮芍地芎，參苓朮草芪防冬，
升桔連柏丹梔母，柴蘭香附元胡通。

20號方　濟陰地黃丸

組成：五味子十克，麥冬十克，熟地黃十克，丹皮二十克，茯苓二十克，澤瀉十克，山茱萸十克，山藥二十克，女貞子三十克，枸杞子三十克，當歸十克，肉蓯蓉十克，巴戟肉十克。

方解：本方以麥味地黃丸（原名八仙長壽丸）為基礎，用以歛肺納氣，治療肺腎陰虛，潮熱盜汗，增添肉蓯蓉、巴戟天、山茱萸、枸杞子溫腎壯陽，治療命門火衰，目的在於「益火之源，以消陰翳」，組方用意為張景岳說「善補陽者，陰中求陽，陽得陰助化生無窮」。但唇癌居於上焦，用藥不宜過熱，故而伍用女貞子、當歸、山藥為佐，加強麥味地黃滋陰作用，再以野菊花清熱解毒兼為引經藥，此方形成滋陰不膩，補陽不燥的扶正良方，況且實驗表明女貞子、枸杞子均為既有增強免疫功能，又有抗癌作用的補藥。

功效：滋陰壯陽，補腎抗癌。

主治：唇癌（腎虛型）、晚期腫瘤。

用法：上藥共研細末，煉蜜為丸，如梧桐子大，每次十丸，每日二次。

歌訣：

滋陰地黃溫腎方，巴戟蓯蓉壯腎陽，
麥味當歸野菊花，枸杞女貞等分量。

21號方　補天丸

組成：枸杞一百克，巴戟天三十克，野菊花一百二十克，肉蓯蓉六十克，補骨脂一百五十克，天冬一百五十克，龍葵一百二十克，山豆根六十克。

方解：本方以溫補腎陽，清上焦虛熱為法，治療腫瘤。實驗動物證實均對癌細胞有不同程度抑制作用，以龍葵、天冬較強，山豆根、野菊花次之，其抑制率與對照組對比均超過42%以上，而補骨脂、枸杞子抑癌譜較廣，巴戟天與肉蓯蓉為增強細胞免疫功能，可抑制腫瘤細胞生長。全方具扶正蕩邪之功，適用於正虛邪實的病人，以腎陽虛為佳。

功效：補腎清熱，解毒抗癌。

主治：唇癌（腎陽虛型）、甲狀腺癌。

用法：上藥共研細末，梧桐子大，每次十至二十丸，每日二次，溫酒或淡鹽水送服。

歌訣：

補天丸治陽虛型，豆根龍葵配天冬，

巴戟骨脂枸杞子，腎虧唇癌肉蓯蓉。

舌癌驗方

舌癌惡性度很高，佔口腔癌28.8%，多發生於四十至六十歲之間，男性稍多。有50%發生於舌中三分之一的邊緣部。舌黏膜長期潰瘍，白斑與外傷，可致上皮增生，變成舌癌。舌前多為鱗狀細胞癌，舌後多為腺癌或未分化癌。

舌癌診斷並不難，對可疑結節，鉗取或切取病理活檢時要除外良性病變，如結核性潰瘍，肉芽腫及單純性潰瘍，還有舌面乳頭狀瘤、血管淋巴瘤等都應作鑒別診斷。

中國醫學對舌病認識較為全面，《內經》講：「舌為心之苗，心開竅於舌」，心脈繫於舌根，肝脈絡於舌本，脾脈絡於舌旁，腎之津液出於舌下。因此舌病病因多與內臟聯繫，反之舌的變化也反應內臟病變。中醫書籍中有不少近似舌癌的記載，清代《醫宗金鑒》裏對此描述，極為形象：「其症最惡，初如豆，次如菌，頭大蒂小，又名舌菌。疼痛紅腫爛無皮，朝輕暮重……若失調治，以致焮腫，突如泛蓮，或有狀如雞冠，舌本短縮，不能伸舒，妨礙飲食語言，時津臭涎。再因怒氣上衝，忽然崩裂，血出不止，久久延及項頷，腫如結核，堅硬且痛，皮色如常，項軟一點，色暗木紅，此為綿潰，甚至透舌穿腮，湯水露出」。上述引文說明「舌菌」性惡，早期局部浸潤，晚期臨近淋巴結轉移，並預後不良等特徵。這與現代醫學所見舌癌較為接近。

治療方面，因其惡性度高，轉移較早，綜合治療較妥。

22號方　加味導赤湯

組成：生地二十克，木通十克，竹葉十二克，甘草稍三克，黃連六克，廣豆根三十克，草河車二十克，藤梨根三十克，梔子十克，鬱金十五克，天冬十五克。

方解：傳統方劑導赤散來於《小兒藥證直訣》清心養陰，利水通淋，為心經熱盛，心胸煩熱，口渴面赤，意欲飲冷，以及口舌生瘡。或心熱移於小腸，小溲赤澀刺痛而設此方。故方用生地涼血滋陰以制心火，木通上清心經之熱，下瀉小腸之火，生甘草清熱解毒，調和諸藥，竹葉清心除煩，以安心神，原方填入黃連、梔子，增強降火之力，鬱金、天冬有舒肝解鬱之功，草河車、廣豆根、藤梨根清血中瘀毒，確有抗癌作用。本劑構成降心火，清血毒，治療舌癌首方。

功效：清心通淋，解毒抗癌。

主治：舌癌（心火熾熱型）、喉癌。

用法：湯劑，每日一劑，每劑分二次內服。

歌訣：

竹甘通地導赤湯，豆根梨根梔子黃，
天冬鬱金草河車，清心解毒舌癌方。

23號方　九味敗毒湯

組成：犀角二克，丹皮二十克，芍藥二十克，天冬二十克，山豆根二十克，莪朮十克，連翹十克，黃連十克，山梔十克。

方解：本方為傳統犀角地黃湯天冬代地黃加五味子清心降火抗癌，原方犀角地黃湯清熱解毒，涼血散瘀，配山豆根消瘡腫毒，莪朮破血消瘀，連翹消腫散結，黃連調胃厚腸，山梔清熱利濕，涼血解毒，以上藥物均在實驗室實驗證明為無毒抗癌藥，唯有莪朮用量過大時有對肝臟損傷肝細胞作用，甚至可使谷丙轉氨酶升高，若配等量茵陳，可減少副作用。本方配伍以犀角地黃湯清心涼血為君，以黃連、山梔、莪朮、山豆根降火解毒為臣，以連翹苦寒歸心肺肝膽經為使。

功效：涼血降火，清心抗癌。

主治：舌癌（血熱型）、喉癌、鼻咽癌。

用法：水煎服，每日一劑，每劑分二次服。

歌訣：

舌癌火盛用敗毒，丹皮赤芍連莪朮，

天冬豆根梔連翹，九味敗毒病能除。

24號方　馬培之飲

組成：羚羊角片二克，丹皮十克，蛤粉十克，貝母十克，蒲黃十克，海藻二十克，地黃十克，竹茹十克，夏枯草二十克，沙參十克，山梔十克，連翹十克，赤芍二十克，蘆根二十克。

方解：培之先生治療舌癌驗方，以軟堅散結滌痰，化瘀為法，組方中羚羊角性味鹹寒，歸心肝二經有平肝息風，清熱解毒，滌痰散瘀作用。海蛤粉，海藻軟堅散結，清肺化痰，兼消瘰癧。夏枯草、連翹、山梔、竹茹，清熱軟堅散結，消癭瘤瘰癧。貝母，清熱散結，化痰止咳，除瘰癧瘡癰。蒲黃收澀止血，行血祛瘀。丹皮、赤芍涼血清熱，地黃、沙參、蘆根，清熱生津益胃化瘀。全方配伍以羚羊角海蛤粉、海藻，鹹寒清熱滌痰，軟堅散結為君，以夏枯草、山梔、竹茹、丹皮、赤芍，清熱涼血為臣，以沙參、蘆根、蒲黃、貝母、地黃益胃生津為佐，以連翹解毒清心火為使。

功效：清熱滌痰，軟堅散結，健脾益腎。

主治：舌癌（結節型）、喉癌、鼻咽癌。

用法：湯劑，每日一劑，每劑分兩次內服。

歌訣：

培之飲用蛤羚羊，**蒲藻丹梔貝地黃**，

沙參竹與枯草蘆，**連翹引經效力強**。

25號方 清涼甘露飲

組成：犀角三克，石斛二十克，銀柴胡十克，茵陳二十克，黃芩十克，知母十克，膽草二十克，廣豆根十克，山慈菇十五克，夏枯草二十克。

方解：本方為燥邪傷陰，痰凝毒聚形成腫塊而設，方中犀角（水牛角與犀角成分相似，皆含膽甾醇，七種氨基酸，只缺少天門冬氨酸。因此，在犀角缺乏地區可用水牛角代替）性味苦寒，入心、肝經，清熱解毒，涼血定驚。知母清熱瀉火，滋陰潤燥。石斛養胃生津，滋陰除煩。銀柴胡退虛熱，清疳熱，去骨蒸勞熱。茵陳、膽草、黃芩，均有清熱利濕，清肝利膽，退黃疸功能。廣豆根清熱解毒，利咽喉，消癰散腫。山慈菇、夏枯草，軟堅散結，化痰消腫，治癭瘤瘰癧。全方配伍以犀角涼血清熱為君。以知母、石斛、銀柴胡、茵陳、黃芩、膽草，滋陰清熱，潤燥瀉火為臣。以山慈菇、夏枯草化痰散結為佐。以山豆根消癰散腫為使。

功效：清熱涼血，潤燥散結。

主治：舌癌（血熱津虧型）、甲狀腺腫瘤。

用法：湯劑，每日一劑，每劑分二次內服。

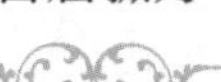

歌訣：

清涼甘露飲犀角，知母茵斛苓枯草，
銀柴膽草山慈菇，抗癌豆根不可少。

26號方　絞股藍飲

組成：絞股藍二十克，麥冬十五克，沙參十二克，白毛藤三十克，天冬十八克，藤梨根三十克，太子參十五克，生芪二十克，豬苓十五克，黃精十五克，枸杞子十五克，竹葉十二克，仙鶴草十八克，青黛十二克，西洋參六克。

方解：絞股藍本為清熱解毒，活血化瘀，軟堅散結，多功能民間草藥。曾用過毒蟲咬傷，癰疽內陷等病治療。近年來實驗室在抗衰老藥物篩選中發現絞股藍有降血脂，降膽固醇作用，改善微循環，對動脈硬化症有較好療效，於是成為當代盛行良藥，選入本方列為君藥。用其增強機體免疫功能，調整代謝，改善宿主內環境，而達到扶正驅邪作用。白毛藤解毒化瘀，化濕和胃，臨床用於消化道腫瘤，口腔內腫瘤，有良好效果，藤梨根與白毛藤有類似作用，特別對黑色素瘤及腸腺癌效果顯著。仙鶴草、青黛、天冬、枸杞經實驗表明均有較強的抗癌作用，以上七味為臣藥。西洋參、豬苓、太子參、沙參、麥冬、黃芪、黃精均為補氣健脾的佐藥。竹葉利尿清心作為引經藥。

功效：健脾補氣，清心抗癌。

主治：舌癌（氣虛型）、眼部腫瘤。

用法：湯劑，每日一劑，每劑分兩次內服。

歌訣：

絞股藍飲西洋參，精芪二冬枸梨根，
毛藤豬苓黛仙鶴，竹葉沙參太子參。

27號方　苦參含漱飲

組成：苦參三十克，山豆根三十克，龍葵三十克，天冬二十克，兒茶十克，冰片一克。

方解：苦參含漱飲為口腔惡性腫瘤及潰瘍而外用設方。苦參性味苦寒，有小毒，入心肝胃大腸經、膀胱經，具有清熱燥濕，祛風殺蟲，利尿強心作用，以此為君藥。配山豆根，清咽利喉，解毒消腫，龍葵消腫利濕，止咳化痰為臣。天冬清肺益胃，生津潤燥，兒茶收濕生肌斂瘡為佐。冰片辛苦，入心脾二經，開竅清神，止痛消腫為使。全方含漱能燥濕殺蟲，消腫止痛。

功效：燥濕祛風，消腫止痛。

主治：舌癌（潰瘍型）、口腔內腫瘤。

用法：上藥煎湯，再入冰片備用。每日含漱四次。

歌訣：

潰瘍含漱用苦參，舌癌龍葵山豆根，
天冬兒茶為佐藥，冰片止痛兼引經。

鼻咽癌驗方

鼻咽癌是中國常見惡性腫瘤之一。全國調查死亡率為1.88／10萬，居惡性腫瘤第八位。尤以中國南方地區發病率最高，佔全身惡性腫瘤約8～35%。鼻咽癌發病率隨年齡增長而上升，五十至六十歲為發病最高峰，好發於男性，男女之比為2～10:1。

鼻咽癌發生於鼻腔與口咽之間的鼻咽部，解剖部位隱蔽，症狀和體徵多樣，較易誤診。初診病人多為中晚期，目前治療方法，依然是以放射為首選，以中西醫結合綜合方案較為適宜。

中國醫學對鼻咽癌的不同階段產生不同徵象，均有類似記載和治法。明代李梴在《醫學入門》描述：「有流臭黃水者，甚則腦亦作痛，俗名腦砂，有蟲蝕腦中」。華佗《中藏經》卷上論：〈肝臟虛實寒熱生死逆順脈證法第二十二〉中說：「肝氣逆則頭痛，耳聾，頰赤」。王綸著《明醫雜著》卷之三「續醫論，耳鳴如蟬」一書中論述耳鳴、耳聾時說：「耳鳴證或鳴其如蟬，或左或右，時時閉塞，世人多作腎虛治不效。殊不知此是痰火上升鬱於耳中而為鳴，鬱甚則壅閉矣。」還有歷代醫家提出鼻淵、腦漏等病名也似本病的局部侵蝕特徵。《醫宗金鑒．外科心法要訣》對耳後淋巴結堅硬形態及預後變化用歌訣作了描述：「石疽生於頸項旁，堅硬如石色照常，肝鬱凝結於經絡，潰後法依瘰癧瘡。」「失榮耳旁及項間，起如痰核不動堅，皮色如常日漸大，憂思怒鬱火凝然，日久氣衰形消瘦，越潰越硬現紫斑，腐蝕浸淫流血水，瘡口翻花治總難。」

從上述引文中看到歷代醫家認為本病多屬肺熱，因為肺開竅於鼻，肺氣通於鼻，肺氣不和則上焦熱盛，迫血離經出現鼻衄，若氣血凝滯，津液壅塞停結，則變生瘡疽。瘀血不散，肝鬱氣逆，膽必受累，肝膽毒熱，可移於腦，則辛頞鼻淵，又名腦崩、腦漏，產生頭痛耳聾，《難經》稱謂「真頭痛」。若痰火搏於少陽經（三焦經和膽經）則凝結而成失榮、石疽等臨床症狀，這與現代醫學中鼻咽癌確有類似之處。

28號方　辛夷清肺飲

組成：辛夷二十克，黃芩十克，山梔十克，天冬十五克，百合十克，石膏十五克，知母十克，甘草六克，杷葉十克，升麻三克，蟾皮十克。

方解：本方為散風寒，通鼻竅的辛夷散與清肺生津的白虎湯加減組合，重用蟾皮加強其抗癌作用。

本方主藥辛夷通竅，治頭痛鼻塞，《本草綱目》記載「鼻淵、鼻鼽、鼻窒、鼻瘡及痘後鼻瘡」。辛夷辛溫，行氣而入肺，能助胃中清陽上升，所以能溫中止痛並治頭面、目鼻之病。在抗癌藥物篩選中強於黃芩、山梔、枇杷葉，但僅次於天冬、蟾蜍。故此本抗癌方配伍組合以辛夷蟾皮為君藥，以黃芩、山梔、石膏、知母、枇杷葉為臣藥。以天冬、百合、甘草為佐藥。以升麻為使藥。

功效：通竅解毒，清肺生津。

主治：鼻咽癌、喉癌（肺熱型）。

用法：每日一劑，水煎濃縮成五十毫升，分早晚兩次分服。

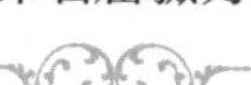

歌訣：

辛夷清肺通鼻咽，白虎梔芩枇杷蟾，
天冬百合生甘草，升麻解毒治鼻咽。

29號方　龍葵飲

組成：龍葵四十克，山豆根二十克，山茨菇二十克，白花蛇舌草二十克，土貝母二十克，半枝蓮二十克，紫丹參三十克，芙蓉花二十克，薜荔果十克。

方解：本方九味中草藥無論是臨床與實驗室均有較強的抗癌作用，治療鼻咽癌以龍葵、山豆根為君。龍葵為茄科茄屬植物，藥用全草，含甾體生物鹼（龍葵鹼、茄邊鹼、茄解鹼等），此外尚含皂甙之類。藥理為清熱解毒，活血消腫，祛痰止咳經動物實驗證明，對胃癌細胞有抑制作用。北山豆根含蝙蝠葛鹼，粉漢防已鹼為主，廣豆根含苦參鹼、臭豆鹼為主，藥理清熱利濕，止痛殺蟲。實驗表明山豆根粗提物及其單體生物鹼，對鼠SI80、S37、UI4和大鼠吉田肉瘤、肝癌腹水型均有明顯抑制作用，並延長生存期，平均

60%大鼠可獲治癒。故此，本方以龍葵、山豆根，解毒消腫為君藥。土貝母、白花蛇舌草、半枝蓮清熱涼血，為臣藥。以山茨菇、薜荔果補腎固精為佐藥。以芙蓉花清頭面毒熱為使藥。

功效：解毒消腫，清熱涼血。

主治：鼻咽癌、喉癌（血熱型）。

用法：湯劑每日一劑，分兩次早晚內服。

歌訣：

龍葵飲用山豆根，茨菇芙蓉紫丹參，
白花蛇草土貝母，半枝薜荔此方臻。

30號方　石上柏煎

組成：石上柏三十克，蒼耳子十克，草河車十五克，射干十克，山茨菇十五克，白茅根三十克，山豆根十克，瓜蔞二十克，茜草根十克，膽南星十克，半夏十克，白芷十

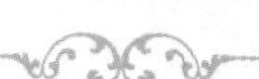

克。

方解：石上柏煎對鼻咽癌、肺癌、絨毛膜上皮癌經臨床使用均見到較好療效，石上柏為卷柏科卷柏屬植物，藥用全草含生物鹼、甾醇、皂甙及少量還原性物質。是清熱解毒，活血化瘀良藥。動物實驗表明：對小鼠S180、U14、L16等瘤株均有抑制作用，能延長實體型腫瘤小鼠的生存期，並能使小鼠腎上腺皮質束狀帶肥大增寬，故能增強腎上腺皮質的功能。此外，還能增強機體代謝和網狀內皮系統功能，具有傳統醫學中「扶正祛邪」的雙重作用。南星塊莖中含皂甙、安息香酸、B—谷甾醇，燥濕化痰，祛風解痙，消痞散結，配以半夏、白芷、蒼耳子、射干、山茨菇、瓜蔞等具有協同作用，佐以草河車、茜草根、茅根、山豆根，清熱解毒，構成本方劑具有廣譜抗癌作用。

功效：活血化瘀，消痞散結。

主治：鼻咽癌、喉癌、肺癌（結節型）。

用法：水煎每日一劑，分兩次，早晚內服。

歌訣：

鼻咽癌用石柏煎，蒼耳茨菇芷射干，
膽星半夏草河車，茜草豆根茅根鮮。

31號方 猴薑沖

組成：猴薑三克，麝香二克，牛黃二克，白臘一克，珍珠一克，鳳凰衣六克，辰砂三克。

方解：猴薑別名申薑為水龍骨科附生蕨類植物槲蕨的根莖，性味苦溫，補腎續筋，活血止血，臨床常用腰痛、骨折、筋傷、跌撲金瘡。本方為民間驗方，猴薑為群藥之引經導藥，當腫瘤侵犯顱底骨時使用為宜。麝香辛溫，開竅醒神，活血散結，止痛化瘀，配牛黃清熱解毒，息風止痙，化痰開竅。對晚期鼻咽癌侵犯顱神經時更為適宜，辰砂含硫化汞，甘、微寒有毒，清心鎮驚，安神解毒佐以珍珠咸寒，鎮心定驚，清肝除翳，收斂生肌，鳳凰衣輕靈活血，益氣生津，白臘緩解諸藥烈性，形成內外兼顧之良方。

功效：補骨益髓，活血散結。

主治：鼻咽癌、上頜竇癌（顱底損傷型）及顱內原發性腫瘤。

歌訣：

顱底受侵猴薑沖，牛麝辰砂止痛靈，

輔以白臘鳳凰衣，珍珠收斂並定驚。

32號方　豆果丸

組成：廣豆根九十克，魚腦石六十克，射干一百二十克，茜草九十克，青果六十克，蟬蛻六十克，蜂房一百克，辛夷九十克，蒼耳子六十克，補骨脂一百二十克。

方解：本方特點為鼻咽癌腦轉移驗方，以清熱解毒山豆根、藏青果為君，用以抗癌殺菌控制腫瘤擴散。以燥濕消腫利咽生津蒼耳子、辛夷、射干、茜草為臣，用以抑制癌細胞生長，以祛風利咽。蜂房、蟬蛻為佐，用以解毒止痛調理肝腎。以補腎入腦的補骨脂、魚腦骨為使引藥進入病位，發揮其扶正驅邪作用。

功效：燥濕解毒，利咽止痛。

主治：鼻咽癌、上頜竇癌（顱內轉移型）。

用法：上藥共研細末，水泛為丸。每次九克，每日二次，黃芪煎水送下。

歌訣：

鼻咽腦轉豆果丸，蟬蜂茜夷配射干，

補骨脂合蒼耳子，魚腦石骨引當先。

33號方　平消丹

組成：炙馬錢子十二克，白礬十二克，炒乾漆六克，火硝十五克，鬱金十五克，枳殼三十克，五靈脂十五克，仙鶴草十八克。

方解：平消丹行氣破血，消堅散結，藥性強烈，馬錢子苦寒有毒，通絡散結，消腫定痛，用於癰疽痺痛為神農丸的主藥。乾漆辛苦溫，有小毒，破血祛瘀，通經殺蟲，配火硝以助馬錢子抗癌作用。白礬酸寒燥濕止血，消痰止癢與仙鶴草配合加強解毒止血作用。五靈脂、鬱金、枳殼活血化瘀並有較強之抗癌功能。本方以馬錢子、乾漆、火硝為君藥剋伐腫物，以五靈脂、鬱金為臣藥。以白礬、仙鶴草為佐藥。以枳殼為使藥。

功效：破血祛瘀，消堅散結。

主治：鼻咽癌、喉癌、上頜竇癌（結節型）。

用法：上藥共研細末，水泛為丸，每服二至六粒，每日三次。

歌訣：

平消丹用炙馬錢，火硝仙鶴枯白礬，
鬱金枳殼五靈脂，乾漆祛瘀且消堅。

34號方　瓜礬散

組成：瓜蒂十克，枯白礬十二克，螺殼灰二克，草烏尖二克，甘遂三克。

方解：本方藥性特點為寒熱同用，升降並舉的外用，燥濕散結抗癌方。瓜蒂苦寒有毒，內服湧吐，外用祛濕。枯礬酸寒收斂，燥濕止血，二藥一湧一斂；草烏頭辛熱壯陽有毒，含烏頭鹼，實驗表明對胃癌細胞有殺滅作用，本方草烏頭與甘遂並用，但甘遂反甘草配伍時慎用，螺殼灰為鹹寒軟堅，燒灰有燥濕作用，本方選用即有佐藥之意，又有助以軟堅散結之功。

功效：燥濕散結，削堅祛瘀。

主治：鼻咽癌、鼻腔癌（濕毒型）。

用法：上藥共研細末，麻油調為丸，如鼻孔大，每日一次，塗於鼻內病灶處。

歌訣：

外用燥濕瓜蒂散，重劑枯礬在收斂，
螺殼燒灰為佐藥，妙用甘遂烏頭鹹。

35號方　輕黃散

組成：輕粉三克，杏仁三克，雄黃二克，麝香二克。

方解：本方為以毒攻毒外用藥，以輕粉為君藥，輕粉亦稱汞粉，用水銀、明礬、食鹽等升華製成汞化合物（Hg_2Cl_2）。外用攻毒殺蟲，內服利水通便。以雄黃為臣藥。雄黃亦稱雄精，為含砷的結晶礦石雄黃（二硫化二砷）。解毒殺蟲，善治癰疽疔瘡。以杏仁泥為佐藥，杏仁甘苦溫，清肺止咳良藥。體內實驗證明，杏仁熱水提取物對JTC-26抑制率達50～70%，體外實驗證明，杏仁乾燥粉末能100%地抑制強效致癌性真菌—黃曲霉菌和雜色曲霉菌的生長，經分離其有效成分為苯甲醛。以麝香為使藥，麝香為鹿科動物麝的雄體香囊內的分泌物乾燥而成。含麝香酮，甾體激素雄素酮。天然麝香對實驗Hela細胞及腹水癌細胞有較強的殺滅作用。

功效：攻毒殺蟲，消腫散腫。

主治：鼻咽癌、鼻腔癌、喉癌、上頜竇癌、舌癌、唇癌、子宮頸癌等。

用法：研杏仁為泥，再入雄黃、麝香研勻過篩，磁盤收置，每用米粒大小點於病灶處，隔一日點一次。

歌訣：

局部外用輕黃散，麝香止痛忌臨產，
汞砷以毒攻其毒，杏仁為泥病灶點。

36號方　雄黃散

組成：雄黃二克，瓜蒂五克，綠礬三克，麝香二克。

方解：局部塗劑，除了對塗藥部位有直接作用之外，經過皮膚黏膜吸收可清除血中餘毒。雄黃散以雄黃解毒殺蟲，燥濕祛痰為君，對癰腫疔瘡，蛇蟲咬傷，蟲積腹痛均有療效。配以瓜蒂內服湧吐痰熱為臣，對痰熱宿食，喉痺喘息，煩燥癲狂，濕熱黃疸臨床應用效果較好，伍用綠礬解毒燥濕，殺蟲，外用止癢消腫，治療咽喉毒瘡為佐，以麝香開竅，辟穢，通絡散瘀為使，全方散劑塗敷局部有殺菌、消腫、止痛、散瘀功效，對全身有清熱除濕退黃解毒作用。撒於腫瘤病灶局部腫脹隆起潰瘍型療效較好。

功效：解毒燥濕，殺蟲通痺。

主治：鼻咽癌、鼻腔癌、喉癌、外陰皮膚癌。

用法：上藥共研細末，少許吹鼻。

歌訣：

雄黃散中明雄黃，外塗祛濕內治狂，
瓜蒂綠礬為佐藥，抗癌全憑好麝香。

37號方　鼻咽清毒飲

組成：七葉一枝花三十克，野菊花三十克，龍膽草二十克，夏枯草二十克，入地金牛二十克，茅根三十克，黨參三十克，蒼耳子二十克，龍葵三十克，丹參三十克，蛇莓三十克。

方解：本方組成以清熱解毒抗癌藥群為主。七葉一枝花屬合科重樓植物華重樓。常用七葉一枝花的根狀莖。別名重樓、金線重樓、蚤休、芋頭三七、金盤托珠。主要成分有甾體皂甙：蚤休甙、蚤休士宁甙，尚含生物鹼，氨基酸及酚性化合物。臨床藥理為解毒散結，消腫止痛。動物實驗證明，對小鼠S180、S37，實體型肝癌抑制率為30～40%。蚤休甙和蚤休士宁甙鎮痛、鎮咳、溶血等作用。對血管平滑肌有收縮作用。體外試驗對金黃色葡萄球菌、溶血性鏈球菌、痢疾桿菌、綠膿桿菌、流感病毒等有抑制作用，並能增進白細胞的吞噬能力。方中野菊花、龍膽草、夏枯草有類似清熱解毒作用，可輔助七葉一枝花為君藥組。龍葵、蛇莓、茅根、入地金牛，解毒化痰利濕為臣藥組。黨參、丹參，益氣活血為佐藥組。蒼耳子辛溫，祛風濕，通鼻竅為使藥。引其上行，藥達病位。

功效：解毒化瘀，消腫散結。

主治：鼻咽癌、肺癌、肝癌、淋巴瘤、白血病、腦腫瘤以及毒熱瘡癰。

用法：水煎，每日一劑，分兩次內服。

歌訣：

鼻咽消毒菊重樓，膽草枯草入地牛，
蒼耳茅根黨丹參，龍葵蛇莓抗腫瘤。

38號方　鼻下方

組成：栝蔞十五克，川楝子十克，石菖蒲十克，白芍十二克，元參十二克，生牡蠣三十克，夏枯草三十克，皂刺十五克，生硼砂一點五克，龍葵三十克，白英三十克。

方解：本方來自民間，在觀察口咽部惡性淋巴瘤時，見到良好效果，故命名為鼻下方，本方以栝蔞為君。栝蔞為葫蘆科屬植物，別名瓜蔞。入藥為果皮、種子及根，根為天花粉，果實中含三萜皂甙，有機酸及其鹽類、糖類及澱粉；鮮根中含天花粉蛋白，種子中含較多脂肪油。臨床藥理清熱生津，解毒消腫，天花粉蛋白在體內外均能直接作用於胎盤的滋養葉細胞，具有專一性，且對已分化的合體細胞比未分化的合體細胞敏感，能選擇性地使胎盤絨毛合體滋養葉細胞嚴重變性壞死，使最不易變性的膠原纖維亦發生變性。

天花粉製劑對小鼠UI4、SI80、Ec等有抑制作用，並可抑制絨毛膜促性腺激素（H.C.G.）。栝蔞製劑對實驗動物的肉瘤及腹水癌亦有抑制作用，果皮較種子的作用更強。且對骨髓造血功能無影響，方中血英、龍葵清熱利濕，解毒抗癌協同君藥，為方中主藥。夏枯草、生牡蠣、皂刺軟堅散結，化痰消腫為臣藥。玄參、白芍滋陰解毒，養血潤燥、川楝子、石菖蒲舒肝理氣，芳香化濁，調理肝腎為佐藥。生硼砂解毒祛腐，清肺代痰為引經藥。

功效：清熱生津，解毒消腫。

主治：鼻咽癌、口咽癌、絨毛膜上皮癌、肺癌、乳腺癌。

用法：水煎，每日一劑，每劑分兩次早晚飯後服，禁與烏頭同用。

歌訣：

栝蔞龍葵鼻下方，白英牡蠣枯草菖，
玄參芍楝皂角刺，硼砂引經化惡瘡。

39號方　辛夷散

組成：辛夷六十克，山豆根八十克，細辛六十克，白芷六十克，川芎六十克，升麻六十克，防風六十克，羌活六十克，藁本六十克，炙甘草六十克，木通六十克，炮山甲三克，土鱉蟲三克，地龍三克，田七三克。

方解：本方辛夷、山豆根為君藥。辛夷為木蘭科落葉灌木植物的花蕾，別名木筆花。性味辛溫，散風寒，通鼻竅，為鼻淵頭痛、鼻閉濁涕要藥。山豆根為豆科槐屬植物柔枝槐和防巳科蝙蝠屬植物蝙蝠葛的根或根狀莖，前者稱廣豆根，後者稱北豆根，由於產地不同，所含成分亦異，據鑒定，廣豆根中含生物鹼有苦參鹼、氧化苦參鹼、臭豆鹼、甲基野靛鹼及黃酮類衍生物（左旋朝鮮槐素、左旋朝鮮槐素葡萄糖甙、金雀異黃素、槐定素、槐黃素、槐孕色烯、槐環黃素）。此外尚有酚性物質等。北豆根中含生物鹼有蝙蝠葛鹼、粉漢防巳鹼、蝙蝠葛雙鹼、青籐鹼、山豆根諾林、山豆根可林等，臨床藥理清熱利濕，止痛殺蟲。動物實驗證明，山豆根粗提物及其單體生物鹼的苦參鹼、氧化苦參鹼對小鼠S180、S37、U14和大鼠吉田肉瘤實體型及腹水型，肝癌腹水型均有明顯抑制作用，能延長生存期。平均60%大鼠可獲治癒。此外美蘭試管法（生藥二克／毫升）。證明對白血病細胞亦有抑制作用，且對網狀內皮系統功能有興奮作用。此藥對神經系統、心血管系統有一定毒性。實驗室對大鼠的急性毒性試驗表明，口服LD50為198±14毫升／公斤體重，且在治癒大鼠中發現有腫瘤抗體和增強免疫作用，本方抗瘤譜較廣，並有抑、殺癌細胞和增強機體免疫功能的雙重作用。細辛、白芷、苦苯，辛溫走竄，散寒消腫。防風、羌活散寒止痛。川芎、升麻行血行氣均有解毒散結作用作為臣藥。土鱉、地龍、山甲為爬蟲動物，血肉有情之品，解毒化瘀削堅散結，結合甘草、田七調和諸藥可為佐藥。木通為通淋泄火，導熱下行之品，而且木通有較強消腫止痛作用，尤其對口腔、咽喉有引經作用，故為使藥。

功效：清熱利濕，通竅解毒。

主治：鼻咽癌、喉咽癌、肺癌、膀胱癌、滋養葉細胞癌及白血病。

用法：上藥共研細末，備用，每次六克，每日二次，溫黃酒送服。患有冠心病、高血壓病者慎以長期服用。

歌訣：

辛夷散用山豆根，防羌鱉芷芎細辛，

升麻木通草山甲，田七地龍配苦苯。

40號方 蒼耳膠囊

組成：蒼耳子二十五克，辛夷二十五克，薄荷二十克，元參三十克，魚腥草一百克。

方解：本方在鼻咽癌放射治療後，防止腫瘤復發轉移及抗放療副反應方面，取得良好療效。蒼耳為菊科蒼耳屬植物的果實及全草，別名蒼耳子、野茄子。內含蒼耳甙、蒼耳醇、異蒼耳醇、蒼耳酯、生物鹼、維生素C及樹脂等。從蒼耳子脱脂的水浸液中，可分離得黃白色結晶狀鼠李糖甙樣物質，具有毒性作用。臨床藥理祛風濕，消腫毒。動物實驗證明，對小鼠Ec癌株有抑制作用，水煎液對金黃色葡萄狀球菌有抑制作用，對動物有降血糖作用，其毒性主要使腎、肝損害，繼發腦水腫。方中辛夷散風寒，通鼻竅輔助蒼耳，清熱解毒。元參滋陰潤燥，活血解毒與魚腥草清熱涼血解毒配伍應用。同時對放射性纖維化及放射性肺炎有良好效果。二者合用尚有養血益氣之功。為本方中驅邪扶正之品，薄荷疏散風熱，清利頭目，利咽清喉為本方引經藥。

功效：消腫止痛，活血軟堅，抗輻射。

主治：鼻咽癌、甲狀腺癌、腦腫瘤、骨肉瘤及放射損傷性疾病。

用法：上藥共研細末，裝入Ⅱ號膠囊備用，每服三粒，每日三次，清茶送下。本方蒼耳使用不宜過量，成人水煎劑勿超過十五克，散劑勿超過一點五克，動物毒性實驗中小鼠腹腔注射半數致死量為十至十六毫升／公斤體重。

歌訣：

蒼耳膠囊療鼻咽，放射損害更靈驗，
元參細辛魚腥草，薄荷透表瘀毒散。

41號方　藥灸法

組成：艾絨八十克，龍葵四十克，山豆根四十克，獨頭生蒜片三十枚。

方解：藥灸法在腫瘤科應用是選用抗癌中草藥製成藥絨，放在經穴之處，並在穴位皮膚上墊以蒜片，點燃藥絨，使其藥性通過溫熱媒介，刺激經絡穴位，產生具有針灸藥物雙重作用，達到防治腫瘤目的。

方中艾絨為菊科艾屬植物野艾的葉。含有揮發油、膽鹼、維生素樣物質。臨床藥理散寒除濕，溫經止痛，動物實驗證明，對多種移植性腫瘤細胞有抑制作用。此外，尚有抗菌、消炎、鎮咳、祛痰等作用。方中龍葵、山豆根均有利濕消腫，解毒清熱抗癌作用。由於內含生物鹼對小鼠肝癌，S180、S37瘤株有較強的抑制作用，臨床用於肝癌、鼻咽癌、肺癌、膀胱癌、白血病均見到良好療效，文章報告實驗肝癌，腹水型腹腔給藥抑制率高達87.35%，臨床統計有效率為67.34%。方中大蒜片燒熱與藥絨融合成溫熱刺激透過皮膚、經穴發揮其大蒜等治療作用。大蒜研究實驗表明，鱗莖中含揮發油為大蒜辣素、硫氨基酸，臨床藥理健胃止痢，殺菌驅蟲。體外試驗證明0.3%大蒜浸液或大蒜油對於鼻咽癌、子宮頸癌、肝癌細胞、小鼠的S180瘤株均有較強的抑制作用。能直接或間接破壞癌細胞染色體結構，引起癌細胞死亡。試驗表明，大蒜使癌細胞與細菌體生長繁殖所必需的含—SH基酶氧化而失去活性。因此大蒜中抗癌與抗菌成分屬同一物質。所以可以說，大蒜在本方中即是君藥又是使藥。

功效：溫經散寒，解毒消腫，殺菌抗癌。

主治：鼻咽癌、肝癌、肺癌、胃癌、胃肉瘤、乳腺癌、子宮頸癌、淋巴癌、白血病及結核、阿米巴痢疾。

用法：以藥為壯，置於蒜片之上，放在穴位處，點燃。常用穴：囟會、上星、通

天、百會、太陽、四白、陽白，每次選三穴為一組，每日灸一次，連灸三十次為一療程。

歌訣：

藥灸治癌虛寒證，首選君藥野艾絨，
龍葵豆根為臣藥，大蒜為使善引經。

喉癌驗方

喉癌發病率有逐漸上升趨勢，佔全身惡性腫瘤2%，男性佔絕大多數，比女性多十倍。病因尚未查清，有人認為與遺傳因素有關，長期接觸有害的化學氣體及吸菸，亦為誘發因素之一，據一千一百六十例喉癌病人統計，有吸菸史者為一千一百三十三人，佔97.7%，喉白斑病、喉厚皮症、成人乳頭狀瘤均可引起癌變。

喉癌的特殊檢查與診斷：①直接喉鏡與間接喉鏡檢查可見腫物部位、大小、形狀等情況；②X光檢查攝照喉側位片，可觀察到有無腫瘤軟組織腫塊陰影及甲狀軟骨有無破壞，斷層照像對診斷也有幫助；③活體組織檢查，一般多在間接喉鏡下鉗取活體組織送病理檢查，細胞塗片對診斷也有意義。在確診喉癌時，一定與其他喉部疾患相鑒別，如：良性乳頭狀瘤、聲帶結節、聲帶息肉、喉結核、喉膨出、喉軟骨瘤、喉白斑病、喉厚皮症及Wegener氏肉芽腫等相區別。

中國醫學認為喉司呼吸屬於肺系，為音之府，肝、腎經絡循行所過。喉部疾患影響發音和呼吸，外邪侵入，以風熱為多，內因發病以陰虛陽亢，痰火毒聚為主，如《醫宗金鑒》記載：「喉瘤鬱熱屬肺經，多語損氣相兼成，形如亢眼紅絲裹，或單或雙喉旁生。」喉癌辨證，早晚不同，類型不一，臨證時要注意腫瘤的部位與形狀，有無潰瘍出血，影響功能障礙，頸部及頷下有無硬塊、結節，具體分析，辨證施治。潰瘍型喉癌有的表現像「爛喉風」……結節型像「纏喉風」，晚期失音、嘶啞，又像「喉痺」。診斷要結合現代醫學檢查所見，進行中西醫結合治療為宜。

42號方　紫雪加味丸

組成：紫雪散三十克，七葉一枝花三十克，鬱金三十克，白英四十克，三七三十克。

方解：本方來源於宋代《太平惠民和劑局方》紫雪散加味而成，紫雪散原方為犀角、羚羊角、麝香、硃砂、元明粉、寒水石、生磁石、生石膏、滑石、玄參、沉香、丁香、升麻等。在配伍上採用純陰寒涼質量的生石膏等性寒氣涼，清解陽明氣分實熱為主藥，並用寒水石味咸入腎，降火走散軟堅，犀角清熱涼血，解毒定驚，善清心火，羚羊角清熱、定驚、解毒善降肝火。全方合為溫熱病重型解毒之劑，譽為治療溫病三寶之一。原方加入清熱涼血，解毒抗癌之七葉一枝花；利濕化瘀，解毒抗癌之白英，舒肝理氣活血化瘀，解毒抗癌之鬱金，以及活血化瘀、止血抗癌之三七等藥加強紫雪散清熱解毒之功，對毒熱型腫瘤更增其抗癌之力，兩組藥物相合，藉升麻提升透發以達病所。

功效：清熱涼血，解毒化瘀。

主治：毒熱型惡性腫瘤、喉癌、鼻咽癌、甲狀腺癌、肺癌、白血病、淋巴瘤、多發性骨髓瘤等。

用法：上藥共研細末，裝入中號膠囊備用，每次三粒，每日三次，白開水送服，三十天為一療程，孕婦忌服，虛寒證慎用。

歌訣：

紫雪七葉一枝花，白英鬱金方中加，
重用三七為佐藥，提升引經用升麻。

43號方　清咽利喉湯

組成：馬勃十克，連翹十克，山梔十克，蛇莓三十克，龍葵三十克，黃芩十克，黃連十克，元參十五克，桔梗十克，生軍六克，元明粉十克，廣豆根二十克，錦燈籠一點五克，甘草十克，七葉一枝花二十克，地龍十克。

方解：馬勃協同蛇莓、龍葵、廣豆根、七葉一枝花為本方君藥組，馬勃為灰包科脫皮，馬勃屬植物，大馬勃、紫色馬勃的子實體。別名馬糞包。在近成熟的子實體中，含有馬勃素、麥角甾醇、殼氨酸、酪氨酸、磷酸鈉、尿素及類脂質等。馬勃的臨床藥理，清熱利咽，通喉止血，研究證明馬勃素為一種抗癌物質，對多種癌細胞有抑制作用。馬勃水浸液對癬菌等皮膚致病真菌亦有不同程度的抑制作用，所含磷酸鈉尚有機械性凝血作用。蛇莓、龍葵、廣豆根、七葉一枝花等藥物在各地實驗報導均有較為廣譜抗癌作用，對動物S180、S37，肝癌腹水型及包塊型實驗中的抑癌率均在50%以上，為清熱利濕，化瘀解毒抗癌藥。方中連翹、山梔、黃芩、黃連、錦燈籠等清熱涼血，燥濕解毒藥，在抗癌實驗中均有不同程度抑制作用，在本方中列於臣藥位置。方中元參、地龍、甘草等藥為滋陰潤燥，舒肝理肺，調和諸藥的佐藥。大黃、元明粉，泄血中實熱，滌胃腸積滯，通幽下瀉為使藥，有上病下治之意。

功效：解毒化瘀，清咽利喉。

主治：喉癌、鼻咽癌、肺癌、舌癌、甲狀腺癌、食管癌等。

用法：水煎，每日一劑，每劑分兩次內服。

歌訣：

清咽利喉勃連軍，梔翹芩草桔豆根，

龍蛇元參一枝花，地龍燈籠元明粉。

44號方　喉癌解毒湯

組成：紫草根三十克，龍葵三十克，沙參十二克、天冬十五克，豬苓十五克，黃芩十克，銀花十克，桔梗十克，牛蒡子十克，絞股藍十五克，山梔十克，七葉一枝花十五克，生薏苡仁三十克，甘草三克。

方解：本方紫草根為紫草科紫草屬植物的根。別名硬紫草，含有紫草素、乙酰紫草素、紫草紅、異丁酰紫草素，二甲基丙烯酰紫草素、羥基異戊酰紫草素、二甲基戊烯酰紫草素等。臨床藥理清熱涼血，解毒透疹。動物實驗證明對小鼠S180，及絨毛膜上皮癌有抑制作用，抑制率為30%。亦能抑制絮狀表皮癬菌、羊毛狀小芽孢癬菌等皮膚真菌。煎液有緩和的解熱作用，對家兔離體或在體心臟均有明顯興奮作用，並有明顯的抗垂體促性腺激素的作用。方中龍葵、天冬、七葉一枝花、槓板歸、豬苓均有利濕清熱，解毒抗癌作用，在臨床人體與實驗動物中已被證實。因此在本方中屬於協同紫草根為君藥群。方中黃芩、銀花、山梔、牛子清理上焦之熱並有輕度抗癌作用列為臣藥。方中沙參、生薏苡仁、絞股藍、甘草，健脾益氣，調和諸君為佐藥。桔梗味苦，療咽痛腫，載藥上升，開胸利壅為使藥。

功效：解毒滋陰，清肺利喉，消腫抗癌。

主治：喉癌、鼻咽癌、扁桃腺癌、舌根癌、腮腺癌、甲狀腺癌、肺癌、絨毛膜上皮癌、胃癌。

用法：水煎，每日一劑，每劑分兩次內服。

歌訣：

喉癌解毒紫草蒡，梔葵沙豬板歸楨，
芩銀桔冬一枝花，薏苡股藍國老上。

45號方　石上柏膠囊

組成：石上柏六十克，蜂房六十克，蟬衣三十克，僵蠶六十克，全蝎六十克，蛇蛻六十克，土茯苓六十克，草珊瑚六十克，銀花六十克。

方解：本方由五味昆蟲動物血肉有情之品及四味清熱解毒苦寒之藥組成，喉癌常用方以石上柏為君。石上柏是卷柏科卷柏屬植物深綠卷柏的全草。別名地側柏、棱羅草、龍磷草。全草含生物鹼、甾醇、皂甙及少量還原性物質。臨床藥理，清熱解毒，活血化瘀。動物實驗證明，對小鼠S180、U14、L16等瘤株均有抑制作用，能延長實體型腫瘤小鼠的生存期，並使小鼠腎上腺皮質束狀帶肥大增寬，故能增強腎上腺皮質的功能。此外，還能增強機體代謝和網狀內皮系統功能，具有傳統醫學中「扶正祛邪」的雙重作用。小鼠用藥後，腦、心、肺和腎組織正常。方中土茯苓、草珊瑚、銀花等藥共有清熱解毒，涼血化瘀，消炎抗癌作用為臣藥組。方中蜂房、蛇蛻、僵蠶、全蝎為平肝息風，解毒鎮驚，扶正蕩邪之品為佐藥組。蟬衣為疏風透疹，明目退翳，輕靈上浮之性可為使藥。

功效：清熱解毒，息風鎮驚，消炎抗癌。

主治：喉癌、鼻咽癌、肺癌、絨毛膜上皮癌、惡性葡萄胎、子宮頸癌及乳腺癌。

用法：上藥共研細末，裝入中號膠囊備用，每次二粒，每日三次，黃酒送服。

歌訣：

喉癌石上柏膠囊，蠶蝎蛇蛻露蜂房，

銀花土苓草珊瑚，蟬衣引經為良方。

46號方　兜鈴湯

組成：馬兜鈴十五克，廣豆根十克，蒲葵子十五克，牛蒡子十五克，桔梗十克，蜂房十克，連翹三十克，黃芩十克，全蝎十克，石斛十克，麥冬十克，甘草十克。

方解：本方以馬兜鈴、蒲葵子、廣豆根為君藥組。馬兜鈴係馬兜鈴科植物的乾燥根，別名青木香，含揮發油、馬兜鈴酸、尿囊素、土青木香酸。此外，尚含木蘭花碱、倍半萜酮等。臨床藥理，行氣止痛，解毒消腫，平肝降壓。蒲葵子為棕櫚科蒲葵屬植物蒲葵的種子，別名葵樹子、扇葉葵，種子中含有酚類，還有糖類鞣質等。藥理作用止痛消腫。動物實驗證明對小鼠B22癌細胞有明顯抑制作用，尚有鎮痛作用。廣豆根含有苦參碱，對小鼠S180、U14及吉田肉瘤有明顯的抑制作用。方中牛蒡子、連翹、黃芩清熱解毒，消腫止痛，為臣藥組。麥冬、石斛，滋陰清熱。全蝎、蜂房解毒息風為佐藥組。甘草、桔梗，清咽利喉，載藥上升甘桔湯為使藥組。

功效：行氣止痛，清咽利喉，解毒消腫。

主治：喉癌、鼻咽癌、腦腫瘤、食道癌、絨毛膜上皮癌、白血病。

用法：煎湯內服，每日一劑，分二次服。

歌訣：
馬兜鈴湯青木香，蒲葵豆根蒡蜂房，
芩翹蝎斛麥冬配，引經選用甘桔湯。

47號方　野百合湯

組成：野百合二十克，龍葵三十克，蛇莓二十克，廣豆根十二克，錦燈籠十克，蒲公英二十克，半枝蓮二十克，元參二十克，生地二十克，牛蒡子十克，七葉一枝花二十克，開金鎖十克。

方解：野百合湯中以野百合為君藥，為豆科野百合屬植物農吉利或大豬屎豆的全草，別名蘭花野百合、狗鈴草、鼠蛋草、佛指甲等。全草含生物鹼、黃鹼素、氨基酸、酚性物質，主要抗癌成分為生物鹼。現經元素分析確定農吉利鹼Ⅰ（亦稱農吉利甲素Ⅰ）水解證明該鹼是由一野百合酸和下向千里光次鹼Ⅲ所組成野百合鹼。它對多種癌細胞有強力的抑制作用。臨床藥理清熱解毒，抗癌殺蟲。其水浸液或醇浸液經若干實驗動物腫瘤有抑制作用。農吉利甲素對小鼠S180、白血病L615、腺癌755及大鼠WK256有明顯抑制作用。農吉利甲素能降低瘤組織對磷的攝取，從而抑制了磷代謝。它不僅抑制癌細胞的DNA及RNA含量，同時也抑制其生物合成過程。農吉利甲素的小鼠LD50為三百二十五毫克／公斤體重。大鼠亞急性毒性試驗主要對肝、腎、消化道有損害，為君藥。方中龍葵、蛇莓、廣豆根、蒲公英、半枝蓮、七葉一枝花等，為臣藥。方中生地、玄參為滋陰清熱，益腎養血，扶正培本之品，與清咽化痰的錦燈籠、牛蒡子組成佐藥。以清咽利塞，消腫豁痰的開金鎖為使藥，引藥上行，到達病位。

功效：化瘀解毒，清咽利塞，消腫止痛。

主治：喉癌、鼻咽癌、皮膚基底細胞癌及鱗癌、陰莖癌、急性白血病、黑色素瘤。

歌訣：

野百合湯農吉利，龍蛇豆蒡元參地，

公燈半枝七葉花，金鎖大開喉通氣。

48號方　吹喉消癌散

組成： 熊膽一克，玉丹零點三克，黃柏零點二克，蒲黃零點三克，明腰零點二克，白芷零點二克，冰片零點一克，甘草零點五克，薄荷零點三克，（附玉丹方：明礬一百五十克，槍硝四十五克，硼砂四十五克，牛黃一克）

方解： 吹喉消癌散的藥方，為內蒙古牧民赤腳醫生所獻，用於病人確見療效，未潰病灶，塗之消腫，已潰病灶止血止痛，瘡面收斂，漸漸癒合。

分析方中藥味性能，牛黃、熊膽、明腰黃槍硝，均有抗癌消炎療惡瘡和疔毒之報導，為君藥。黃柏、白芷、薄荷、清熱解毒有消腫止痛作用，為臣藥。明礬、蒲黃收斂止血，冰片、明砂清熱消腫化腐生肌，為佐藥。甘草味甘，調和諸藥，炙則溫中，生則泄火，為使藥。

功效： 清熱解毒，消腫防腐，收斂生肌。

主治： 喉癌、舌癌、皮癌、陰莖癌、子宮頸癌、女陰癌等。

製法： 先將明腰黃研成細末加入玉丹、白芷，研至極細無聲，再入月石共研之後，再入黃柏、蒲黃、薄荷、甘草，合勻共研，最後加入冰片研勻密封備用。

用法：取藥適量，置於吹藥管內，對準病灶吹於瘡面之上，每日三次，每次一克許，飲食前鹽水漱口。

歌訣：

吹喉消癌選玉丹，黃柏白芷蒲熊膽，
薄荷甘草明腰黃，止痛消腫用冰片。

49號方　外敷喉癌方

組成：全蟾皮二隻，乳香三克，沒藥三克，全蝎三克，元參三克，血竭三克，麝香二克，冰片二克，三七十克，蛇膽十克，牛黃三克。

方解：本方全蟾皮為蟾蜍科動物中華大蟾蜍的全部皮膚包括皮脂腺及耳後腺。別名癩蛤蟆皮。在皮脂腺及耳後腺分泌物中含有蟾毒內脂類物質，包括華蟾蜍毒素、華蟾蜍素、華蟾蜍次素及去乙酰基華蟾蜍素、蟾毒靈、脂蟾毒配基、甾醇類、5-羥色胺、5-羥基吲哚膽鹼、精氨酸、辛二酸、蟾蜍鹼和蟾蜍甲鹼等。臨床藥理解毒消腫，通竅止痛，強心利尿。蟾蜍內脂類有明顯抗癌作用，蟾蜍皮對小鼠移植性U14及Ec細胞的生長有抑制力，蟾蜍皮製劑為小鼠S180及兔BP瘤亦有抑制作用。對局部有麻醉、鎮痛、消炎作用。方中牛黃、麝香、乳香、沒藥為傳統之犀黃丸配方內服外用均有清熱解毒，消腫止痛之功。血竭、三七、冰片、元參，活血止痛，解毒消腫。全蝎、蛇膽，息風定驚，扶正祛邪。

功效：解毒消腫，活血止痛，消炎抗癌。

主治：喉癌、甲狀腺癌、胃癌、肝癌、乳腺癌、精原細胞癌，成骨肉瘤。（未潰者均可應用）

用法：上藥共研細末，嚴封備用。每次用藥適量，撒在解毒膏藥之上貼於腫瘤部位，每日一次，十天為一療程。

歌訣：

外敷喉癌蟾蜍皮，全蝎蛇膽冰三七，

元參血竭消腫痛，摻入犀黃更相宜。

甲狀腺癌驗方

甲狀腺的發病率平均為二至三／十萬，佔全部癌瘤的1.79～3.2%，佔頭部腫瘤的首位，尤其是在沿海大城市，發病率比較集中，逐年有所增加，放射線照射可致甲狀腺癌，普遍引起重視，通過研究與臨床觀察證實確有密切關係。一些甲狀腺上皮細胞增生性病變，如腺瘤樣甲狀腺腫和功能亢進性甲狀腺腫，分別有5%及2%合併甲狀腺癌。多年生長的甲狀腺腺瘤偶見癌變，淋巴性甲狀腺腫與甲狀腺惡性淋巴瘤發病關係似較密切。低碘飲食及致甲狀腺腫物質雖為誘發動物甲狀腺癌的主要因素，但與人甲狀腺癌的發病關係尚待證實。病理分類雖有分歧，根據病理形態並結合臨床表現，一般分為乳頭狀癌、濾泡癌、髓樣癌及未分化癌四型，乳頭狀癌多見，濾泡癌次之。

在鑒別甲狀腺腫塊性質時，應分清腫塊係單發抑或多發？單側或雙側？是否合併甲狀腺腫大或功能亢進等，這些均有重要參考意義。在各型甲狀腺癌中，除未分化癌，惡性體徵較為明顯外，其他三型，臨床無典型特徵。因此，凡甲狀腺結節，尤其單發結節，應參考以下情況，進行診斷：①非地方性甲狀腺腫區，兒童患者，有甲狀腺髓樣癌家族史。②甲狀腺結節凹凸不平，活動受限，增長迅速產生壓迫症狀者。③囊性結節，穿刺吸出棕黃色液體且X光片見腫塊有散在不正形細小鈣化者均應進一步檢查，明確診斷。

常用檢查：①X光檢查：a.頸部正、側位平片，可藉以定位，並觀察有無胸骨後擴展，氣管受壓或鈣化等；b.甲狀腺淋巴造影，對甲狀腺瘤與癌以及淋巴結有無轉移有參考意義；②放射性同位素檢查：常用碘131，及鍀99m作為追踪劑進行甲狀腺掃描「冷結節」者有意義；③放射免疫檢查：測定血清降鈣素診斷髓樣癌有意義；用甲狀腺球蛋白測定對甲狀腺癌及濾泡癌有意義；④活體組織病理檢查：甲狀腺腫塊的切取及針吸法，進行病理檢查均可得到可靠診斷。

中國醫學對甲狀腺部位腫瘤總稱「頸間生瘤」，多因氣血留滯，逐漸長大，又如纓絡之狀，即稱「癭瘤」之名。遠在公元一一七四年（宋淳熙之元年）陳無擇著《三因方》對癭瘤就有分類記載：「堅硬不可移者，名曰石癭，皮色不變，即名肉癭，筋脈露結者，名筋癭，赤脈交絡者，名血癭，隨憂愁消長者，名氣癭，五癭皆不可妄決破。決破則膿血崩潰，多致夭枉」。從近代名醫秦伯來先生講：「癭瘤形狀並不一致，有或消或長，軟而不堅，皮色如常的；有軟如棉的，硬如饅，不緊不寬，形如覆碗的；有堅而色紫青筋盤曲，形如蚯蚓的；有色現紫紅，腺絡露見，軟硬相兼，時有牽痛，觸破流血不止的；有形色紫黑，堅硬如石，推之不移，緊貼於骨的；也有皮色淡紅，軟而不硬的。從總的來說癭瘤之原因，多數由於內傷七情，憂恚怒氣和痰濕瘀壅而成，質地柔軟，潰後出膿或脂粉樣膿，腫勢漸消的易癒；堅硬而潰破出血，腫勢更增，痛勢不減的難治。」

治療原則，甲狀腺癌應以手術為主，配合放射，化療及中草藥治療，中醫中藥治療，遵以辨證論治，理法方藥，攻補兼施為佳。

50號方　黃獨玉壺湯

組成：黃獨二十克，海藻十五克，海蛤十五克，昆布十五克，川貝十克，陳皮十克，半夏十二克，青皮十二克，川芎十克，貓爪草十五克，夏枯草二十克，葎草三十克。

方解：本方選用化痰軟堅，消癭散結的海藻玉壺湯，冠以抗癌君藥黃獨。此藥為薯蕷科薯蕷屬植物黃獨的塊莖。別名黃藥子、山薯蕷、金毛獅子。塊莖含呋喃去甲基萜類化合物、黃獨素（亦稱黃藥子萜）、黃獨素B、黃獨素C，及碘、皂甙、鞣質、還原糖等。臨床藥理化痰散結，解毒消腫，涼血止血，動物實驗證明，對小鼠S180有抑制作用，黃獨油對U14癌細胞的抑制作用比較明顯，對消化道腫瘤及甲狀腺腫瘤也有一定的抑制作用。此外，對動物實驗性缺碘及不明原因的甲狀腺腫也有療效，還對致病性皮膚真菌有抑制。小鼠腹腔注射尚可止血，原方中海藻、海蛤、昆布鹹寒軟堅為臣藥。川貝、半夏、青陳皮化痰散結，健脾利濕合川芎活血化瘀為佐藥。貓爪草、夏枯草、葎草消癭瘤瘰癧為使藥。

主治：甲狀腺癌、食道癌、肺癌、乳腺癌、子宮頸癌、橫紋肌肉瘤。

用法：水煎，每日一劑，每劑分二次內服。

歌訣：

癭瘤驗方名玉壺，海藻昆布冠黃獨，

青陳葎草貝芎夏，貓爪夏枯甲癌除。

51號方　加味五海丸

組成：海藻三十克，海帶十克，海蛤粉二十克，海螵蛸二十克，龍膽草十克，龍葵十克，海螺十克。

方解：原方為五海丸咸寒軟堅，消痰利水，治療癭瘤、瘰癧、腳氣水腫良方，加入龍膽草、龍葵增強軟堅散結抗癌作用。龍膽草為龍膽科植物龍膽或三花龍膽的根及根莖，別名草龍膽、地膽草。含龍膽寧碱等成分。臨床藥理龍膽熱水提取物，每日一百毫克／公斤體重投給肉瘤—180腹水型雄性小鼠，每日一次，連續五天，腹腔注入。抑制率52%，體外實驗，龍膽熱水提取物對JTC—26抑制率為70～90%。龍葵為茄科植物全草入藥，別名苦菜、黑天天。臨床藥理對接種小鼠艾氏腹水癌、淋巴性白血病L615、肉瘤—180、肉瘤—37等腫瘤細胞均有抑制作用，動物體內實驗對胃癌細胞有抑制作用，體外白血病細胞也有抑制作用。從中醫藥理分析，龍膽草、龍葵均有化瘀利濕功效，與五海丸配伍有協同作用。

功效：化痰利濕，軟堅散結，抗癌。

主治：甲狀腺癌、乳腺癌、肺癌、胃癌、子宮頸癌、膀胱癌。

用法：上藥共研細末，煉蜜為丸，每丸六克，備用。每次二丸，每日三次，六十天為一療程。

歌訣：

五海丸中添二龍，龍葵龍膽似點睛，

抗癌散結消癭瘤，螺帶蛤藻螵蛸宗。

52號方　夏枯草膏

組成：夏枯草七百五十克，當歸十五克，酒白芍十五克，元參十五克，烏藥十五克，淅貝十五克，僵蠶十五克，昆布十克，桔梗十克，陳皮十克，川芎十克，甘草十克，香附三十克，紅花六克。

方解：夏枯草為唇形科夏枯草屬植物夏枯草的全草。別名燈籠頭、棒槌草、大頭花。含有夏枯草甙、金絲桃甙、烏索酸、亦墩果酸、芸香甙、揮發油、維生素B1、C、K及胡蘿蔔素，和少量生物鹼、咖啡酸，多量鉀鹽（約佔68%）及質碱樣物質等，臨床藥理清熱散結，清肝明目，動物實驗證明，對小鼠S180、U14等癌細胞有抑制作用，抑菌試驗，對痢疾桿菌、傷寒菌、霍亂菌、溶血性鏈球菌、結核桿菌有抑制作用。對動物離體心臟，小量能興奮，大量則抑制，用其水煎液給狗灌胃，有明顯的降壓利尿作用，為君藥。方中淅貝、僵蠶、昆布、陳皮、元參，化痰散結為臣藥。當歸、白芍、川芎、烏藥、香附、紅花活血化瘀，理氣調經為佐藥。甘草、桔梗係甘桔湯為引經使藥。

功效：化痰散結，活血理氣，軟堅抗癌。

主治：甲狀腺癌、乳腺癌、淋巴瘤、喉癌、鼻咽癌、骨肉瘤。

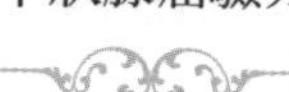

用法：煎藥共入砂鍋內，水煎濃縮，布濾去渣，將湯復入砂鍋內，慢火熬稠，加紅蜜二百四十克，再熬成膏，磁罐收貯。每次一匙，滾湯沖服。也可用薄紙攤成膏藥形狀，外敷患處。

注意事項：忌氣怒，魚腥食物。

歌訣：

夏枯草膏貝昆布，芎歸草芍桔香附，

元參烏藥紅花皮，僵蠶解毒效神速。

53號方　皂刺丸

組成：皂刺六十克，青皮三十克，黑牽牛三十克（炒），陳皮三十克，連翹十五克，薄荷六十克，犀角三十克。

方解：皂刺為豆科皂莢屬植物皂莢樹的針刺。別名皂角刺、天丁。含黃酮類化合物為黃顏木素、非瑟素及無色花青素。莢果中含三萜皂甙，水解後生成皂甙元；尚有皂莢鹼等有毒成分。臨床藥理開竅去痰，活血通乳。動物實驗證明，對小鼠SI80有抑制作用，在試管內有一定抑菌能力，能改變細胞表面的通透性，而成為一般原漿毒。對膽固醇有特別親和力，能與血球細胞表面的類脂質起作用。此外，尚有活血消腫，排膿通乳之功，為君藥。方中牽牛為旋花科攀援草本植物牽牛成熟種子，去積，殺蟲，瀉下，逐水。犀角為脊椎動物犀牛的角，涼血止血，瀉火解毒，安神定驚，治癰疽瘡毒，連翹清熱敗毒，三藥合用組成方中臣藥。青陳皮，舒肝健脾，化痰理氣為方中佐藥。薄荷辛涼透毒為使藥。

功效：開竅化痰，涼血敗毒，化瘀抗癌。

主治：甲狀腺癌、肝癌、肺癌、食道癌、子宮頸癌、前列腺癌、腎癌、膀胱癌、淋巴瘤。

用法：前五味共研細末，用皂角刺泡搥以布絞取汁一碗，再用鮮薄荷取汁，入藥末內為丸，為梧桐子大，每次三十丸，飯後白開水送下。

歌訣：

皂刺丸中用犀角，青皮陳皮牽牛炒，
清熱敗毒大連翹，透毒薄荷不可少。

54號方　黛蛤湯

組成：青黛三十克，蛤粉三十克，蘆薈十克，青皮十克，牙皂十克，草河車二十克，廣豆根二十克，魚腥草二十克，白花蛇舌草二十克，瓜蔞二十克，花粉二十克，野菊二十克，赭石三十克，復花十克。

方解：青黛為爵床科植物馬藍，豆科植物木藍或蓼科植物蓼藍等葉中的乾燥色素，別名靛青、藍靛等。主要成分靛甙、靛玉紅、B—谷甾醇等，靛玉紅是抗癌的有效成分。臨床藥理靛玉紅對實驗動物淋巴性白血病—7212小鼠有延長存活期的作用；大鼠WK256抑制率為47～58%；提高巨細胞吞噬功能。青黛能縮短粒細胞的成熟時間，從而使骨髓緩解，達到治療慢性粒細胞型白血病的目的，方中海蛤為簾蛤科動物，藥用全體，別名，文蛤、圓蛤。鹹平無毒，主治惡瘡、五痔，雜色蛤組織提取物對小鼠S180抑制率30%以上，對艾氏腹水癌抑制率96～262.5%，對肝癌腹水型、實體型有抑制效果。方中蘆薈為百合科植物庫拉索蘆薈、好望角蘆薈或斑紋蘆薈葉中的液汁經濃縮的乾燥品，各種蘆薈屬植物皆含蒽昆衍化物，尤其是蘆薈大黃素甙。在體內實驗中，用蘆薈1:500的醇浸出物，可抑制小鼠S180、艾氏腹水癌生長對小鼠半數致死量為五克／公斤體重。以上三味藥物為方中君藥。草河車、廣豆根、白花蛇舌草、野菊花、牙皂，解毒抗癌為臣藥。瓜蔞、花粉、赭石、復花、魚腥草，滋陰潤燥，化痰理氣為佐藥。青皮舒肝破氣，散結消滯為使藥。

功效：清熱解毒，軟堅破結，抗癌。

主治：甲狀腺癌、肺癌、食道癌、子宮頸癌、慢性淋巴型白血病、淋巴瘤。

歌訣：

蘆薈牙皂黛蛤湯，蛇草豆根療惡瘡，

赭復菊蔞魚腥草，青皮花粉甲癌方。

55號方　琥珀黑龍丹

組成：琥珀三十克，血竭六十克，京墨十六克，海帶十五克，海藻十五克，南星十五克，五靈脂十五克，木香十克，麝香三克，天龍三十克，地龍二十克。

方解：琥珀為古代松科松屬植物的樹脂，埋藏地層中經多年轉化而成。定驚安神，活血散瘀，利尿通淋。臨床用於癥瘕疼痛、癲癇、癃閉等症。血竭為棕櫚科常綠藤本植物麒麟竭及同屬植物的果實和樹幹滲出的樹脂。外用止血生肌斂瘡，內服活血散瘀止痛，用於瘀血腫痛潰瘍不斂。五靈脂鼯鼠科動物複齒鼯鼠，或其他近緣動物的糞便。活血止痛，化瘀止血。以上三藥均有活血散瘀，消癥止痛作用，為本方君藥。天龍、地龍、海藻、海帶、南星為軟堅、散結、解毒、抗癌，為本方臣藥。京墨為涼血止血，收斂神氣之品，為本方佐藥。木香、麝香行氣走竄，通經活絡為本方使藥。

功效：活血散瘀，消癥抗癌。

主治：甲狀腺癌、肺癌、食道癌、子宮頸癌、白血病、淋巴瘤。

用法：上藥共研細末，煉蜜為丸，每丸三克，金箔為衣，密封備用。每次三丸，每日二次，以熱黃酒送下。

歌訣：

抗癌琥珀黑龍丹，天地龍帶藻軟堅，

血竭南星五靈脂，木香麝香京墨丸。

56號方　太乙化堅膏

組成：蟾酥丸藥末一料，金頭蜈蚣五條，太乙膏五百克。

方解：蟾酥丸（蟾酥六克，輕粉五克，枯礬、寒水石、銅綠、乳香、沒藥、膽礬、麝香各三克，雄黃六克，硃砂十克，蝸牛二十一個）功效解毒消腫，活血定痛，治療疔瘡、腦疽、乳癰等惡瘡。金頭蜈蚣為蜈蚣科環節動物少棘巨蜈蚣的乾燥全體。別名，千足蟲，含有與蜂毒相似的兩種有毒物質，即組織胺樣物質與溶血蛋白質。此外，含酪氨酸、亮氨酸、蟻酸、脂肪油及膽甾醇等。臨床藥理息風鎮驚，解毒消腫，動物實驗證明，對小鼠S180、Ec、WK256等瘤株有明顯抑制作用。體外試驗，可抑制肝癌細胞的呼吸。美蘭法對人體肝癌細胞、胃癌細胞有效，伊紅法對腹水癌細胞有抑制作用。對結核桿菌及致病性皮膚真菌也有一定抑制。且有抗驚厥作用。太乙膏為傳統瘍科常用消癰散腫的外敷藥。

功效：解毒消腫，活血定痛，息風鎮驚。

主治：甲狀腺癌、肝癌、胃癌、胰腺癌、腎癌、骨惡性腫瘤等。

用法：蟾酥、蜈蚣合研細末，再將太乙膏合炖溶化後離火，入藥末攪冷為度，用時湯炖化，攤於紅絹之上，敷於患處，半月一換。

歌訣：

太乙散結化堅膏，蟾酥抗癌腫塊消，

金頭蜈蚣去頭足，外敷止痛樂逍遙。

乳腺癌驗方

乳腺癌是女性最好發的腫瘤之一。世界衛生組織（WHO）統計每年死於乳腺癌約二十五萬人。但發病率在東西方國家有明顯差異。世界上發病最高者荷蘭，佔惡性腫瘤的22.3%，最低為泰國，佔3.5%，中國處於較低水平，佔4.7%。中國女性乳腺癌佔女性惡性腫瘤的4.81%，居女性腫瘤第七位。男性乳腺癌佔男性惡性腫瘤的0.07%，居第十二位。男女發病比率為1:99%。但近來乳腺癌發病有逐漸上升趨勢，已超過子宮頸癌。發病率上升的因素有社會因素和生活水準的提高。乳腺癌病因複雜，影響乳腺癌發病的因素有卵巢功能失調，雌激素分泌亢進，獨身婦女與不正常哺乳、飲食習慣，乳房外傷，乳腺良性疾病，乳癌家族史，以及四十至六十歲之間的年齡發病較高。乳腺癌病理組織學分類較為繁多。惡性度較高者（硬癌、髓樣癌、炎性乳腺癌）；惡性度較低者（乳頭狀癌、導管癌、腺癌、小葉癌、乳頭濕疹樣癌）。其他罕見癌（分泌型即幼年型、富脂型癌、腺纖維瘤癌變、乳頭狀瘤癌變）。副乳腺癌的病理與乳腺癌分類相似，不必贅述，但因血管、淋巴管較豐富，癒後較差。

乳腺癌的檢查與診斷：乳腺處於體表，一般望診及觸診即可發現可疑包塊，應進一步檢查：①超聲斷層檢查，對囊實性腫塊診斷符合率達90%以上；②X光平片檢查及乾板攝影，可見到腫塊陰影和周圍毛刺及鈣化點；③液晶薄膜檢查是利用癌細胞溫度升高特點的特性，可分辨炎症、良性腫瘤及乳腺癌；④同位素磷32體外探測準確率較高；⑤熱偶測溫器及紅外線溫度照像；⑥乳頭溢液塗片細胞學檢查，鑒別乳頭狀瘤、囊性增生及乳腺癌手段之一；⑦活體組織檢查，腫物大者針吸，小者切取，有條件可在手術台上切片，冰凍檢查，必要時行切除術。在診斷上應鑒別乳腺結核、硬化乳腺瘤、脂肪壞死塊、漿細胞性乳腺炎、乳腺纖維瘤及乳腺增生病等。

中國醫學文獻中記載的「乳石癰、乳岩、妬乳，妳岩」等病，很像現代醫學中的乳腺癌。早在公元六一〇年（隋大業六年）巢元方著《諸病源候論》提到「乳石癰」時就說：「石癰之狀，微強不甚大，不赤微痛熱，……但結核如石。」進一步描述：「乳中隱核，不痛不癢」、「乳中結聚成核，微強不甚大，硬若石狀」。又說：「腫結皮強，如牛領之皮」。巢氏所謂「乳石癰」，「乳中結聚成核」，結核如石，不痛不癢，「腫結皮強，如牛領之皮」描寫，很像乳腺癌的結節包塊，外觀徵象以及乳腺癌侵犯皮下組織、淋巴網後，淋巴管被癌栓堵塞使淋巴回流障礙，致使乳腺皮膚粗糙，呈現「桔皮樣變」。到公元一二三七年（宋嘉熙元年）陳自明著《婦人大全良方》對乳癰與乳岩加以詳細區別，認為乳癰屬紅腫高大之急性熱症，而乳岩為「若初起，內結小核，或如鱉棋子，不赤不痛，積之歲月漸大，巉岩崩破如熟石榴，或內潰深洞，此屬肝脾鬱怒，氣血虧損，名曰乳岩。」此為陰症。宋代，竇漢卿著《瘡瘍經驗全書》對乳癌病因和預後敍述說：「乳岩極陰及陽衰，血無陽安能散，致血滲於心經，即生此疾，若未破可療，已破難治，捻之內如石岩，故名之，早治得生，遲則內潰肉爛見五臟而死。」後世到公元一三四七年（元至正七年）朱丹溪著《格致余論》中說：「憂怒抑鬱，朝夕積累，脾氣消沮，肝氣橫逆，遂成隱核，如大棋子，不痛不癢，數十年後方瘡陷，名曰妳岩，以真瘡形嵌凹似岩穴也，不可治矣。」公元一六一五年（明萬曆四十三年）陳實功著《外科正宗》論述乳岩病症時說：「經絡痞澀，聚結成核，初如豆大，漸如棋子，半年一年，二載三載，不痛不癢，漸漸而大，始生疼痛，痛則無解。日後腫如堆栗，或如覆碗，色紫氣穢，漸漸潰爛，深者如岩穴，凸者若泛蓮，疼痛連心，出血則臭，其時五臟俱衰，四大不數，名曰乳岩，凡犯此者，百人百必死。」

通過上述引文可以看出中國醫學，在公元初期對乳腺腫瘤的臨床症狀與體徵就有所認識。在病因與發病方面強調了乳癰與乳岩的病變不同，乳岩又有乳石癰與妬乳（乳頭濕疹樣癌）之分。在預後方面有的可治，有的不治。說明古人已認識到，乳癌也不是一個類型。因此在治療方面強調辨證論治，早期手術，晚期切忌開刀，強調補益氣血，溫補脾胃。上述種種論點與現代醫學所指的各種乳腺癌的治療原則基本一致。

57號方　腫瘤逍遙散

組成：當歸二十克，白芍二十克，柴胡十克，茯苓十克，生薑十克，薄荷十五克，海藻十克，穿山甲十克，坤草十克，急性子二十克，漏蘆十克。

方解：本方以抗癌的急性子與傳統逍遙散合用治療乳腺癌。急性子為鳳仙科，鳳仙花屬鳳仙花的種子。別名指甲花，含有皂甙、脂肪油。油中含鳳仙甾醇、杷荏酸、揮發油、氨基酸、蛋白質及多糖類，臨床藥理活血通經，軟堅消積，為君藥。體外試驗對胃淋巴肉瘤細胞表現敏感。水溶液對金黃色葡萄球菌、溶血性鏈球菌、綠膿桿菌、痢疾桿菌、傷寒桿菌均有不同程度的抑制作用。方中海藻別名海蒿子，馬尾藻科植物，含有褐藻酸、甘露醇。海蒿子粗提物對小鼠UI4、SI80、LI腹水癌均有抑制作用。同屬植物褐藻熱水物的透析部分，對小鼠皮下移植物的移植SI80抑制率高達93.7%。漏蘆為菊科多年生草本植物，漏蘆的根莖，清熱解毒，消癰腫，下乳汁。穿山甲為脊椎動物鯪鯉科，穿山甲的鱗片，活血通經下乳，消腫排膿。海藻、漏蘆、穿山甲三味輔助抗癌的急性子為方中臣藥。逍遙散（當歸、白芍、白朮、茯苓、生薑、薄荷）疏肝解鬱，健脾和營為佐藥。坤草即益母草活血祛瘀、調經消腫，為使藥。

功效：破血調經，軟堅消積，抗癌。

主治：乳腺癌、甲狀腺癌、肝癌、甲癌、子宮頸癌、卵巢癌、前列腺癌、淋巴瘤。

用法：水煎劑，每日一劑，每劑分二次，早晚飯前服用。

歌訣：

逍遙散用當歸芍，柴苓朮草加薑薄，

急性漏蘆山甲藻，抗癌引經益母草。

58號方　乳瘤無憂丹

組成：蒲公英六十克，生地一百五十克，土貝母一百二十克，香附一百二十克，煅牡蠣一百二十克，漏蘆九十克，白芥子九十克，茯苓九十克，炒麥芽九十克，留行子六十克，製半夏六十克，當歸六十克，桔葉六十克，白芍六十克，青陳皮六十克，炮山甲六十克，木通三十克，川芎三十克，甘草三十克，蜀羊泉三十克，蛇莓三十克，龍葵三十克，鬱金六十克，蒲公英六十克，連翹六十克。

方解：本方以蒲公英為代表的抗癌君藥組，蒲公英為菊科蒲公英屬植物蒲公英及同屬多種植物的全草，別名黃花地丁、婆婆丁。含有蒲公英甾醇、蒲公英賽醇、蒲公英苦素、咖啡酸、天冬酰胺、甘甙、苦味素、樹脂、菊糖、膽鹼、果膠、維生素B2及毛莨黃素等。臨床藥理，清熱解毒，消腫散結。動物實驗證明，對移植性人體肺癌細胞有明顯抑制作用。其水煎液對金黃色葡萄球菌、致病性皮膚真菌有較強的抑制作用，水浸液尚有相當強的利膽作用。白英、龍葵、蛇莓解毒利濕，清熱抗癌藥為輔助蒲公英的君藥。方中土貝母、煅牡蠣、漏蘆、白芥子、法半夏軟堅散結，化痰消腫為臣藥組。對當歸、白芍、川芎、地黃、香附、鬱金、炮山甲、茯苓、桔葉、甘草、青陳皮活血調經，理氣健脾，舒肝解鬱為佐藥組。留行子和木通利水通淋，泄熱通乳為使藥組。

功效：清熱解毒，調經舒肝，扶正抗癌。

主治：乳腺癌、甲狀腺癌、食道癌、胃癌、腸癌、子宮頸癌、卵巢癌、淋巴瘤。

用法：上藥共研細末，用蒲公英、連翹煎湯化水為丸，每次六克，每日三次。

歌訣：

乳腺腫瘤無憂丹，公英蛇莓蜀羊泉，
牡蠣漏蘆白芥等，鬱金四物山甲穿。

59號方　活蟾貼

組成：活蟾蜍一隻，蛇膽一具。

方解：本方蟾蜍為蟾蜍科中華大蟾蜍或黑眶蟾蜍的全皮。根據《本草綱目》的記載：「蟾皮（蟾體）的性能是氣味辛，涼，微毒。陰蝕，疽癘，惡瘡，猘犬傷瘡……治溫病發斑困篤者……殺疳蟲，治鼠漏……一切有蟲惡毒……小兒面黃癖氣，破癥結……一切五疳，八痢，腫毒，破傷風痛，脱肛……。」通過以上諸症的分析，蟾蜍治療「惡瘡，腫毒，癥結」等症，李時珍曾經有過經驗總結。中國陝西咸陽地區民間治療乳腺癌也有學術介紹，筆者用鮮蟾蜍皮撒蛇膽汁外敷治療乳腺癌，長期不潰，帶瘤生存。蛇膽活絡，定驚，解毒，散結，引藥內行，直達病位。

功效：解毒散結，消腫止痛。

主治：乳腺癌、甲狀腺癌、肝癌、胃癌、膀胱癌、子宮體癌、成骨肉瘤。

用法：剝蟾皮撒蛇膽汁，外敷患處，每日一換，連用三十日，為一療程。

歌訣：

鮮蟾蜍皮貼乳癌，局部外敷毒氣排，
蛇膽透入消腫痛，傳統經驗民間來。

60號方　黃芪托里煲

組成：生黃芪六十克，太子參十五克，茯苓十五克，赭石二十克，白人參十克，三七十克，紫河車十二克，當歸十克，白芍十克，天冬二十克，苡米三十克，全瓜蔞二十克，山茨菇二十克，穿山甲十五克，白花蛇舌草十五克。

方解：本方名為黃芪托里煲，以黃芪為君。黃芪性溫，收汗固表，托瘡生肌，氣虛莫少。黃芪補氣，經過實驗，確有增強機體免疫功能之效。太子參、茯苓、生苡米、人參等補氣健脾藥均有類似效果，列入君藥組。當歸、白芍、三七、紫河車補血活血，消壅散腫為方中臣藥組，赭石平肝潛陽，降逆止血，臨床應用有祛瘀生新之效。全瓜蔞、山茨菇，潤肺化痰散結，白花蛇舌草清熱解毒，但實驗表明兼有提高造血功能和抑制癌細胞「扶正祛邪」雙向作用。均可列入方中佐藥，天冬為百合科天門冬屬植物的塊根，含有天冬酰胺，5—甲氧基甲基糖醛、B—谷甾醇、內酯、黃酮、強心甙及多糖類，臨床藥理為養陰清熱，潤燥生津。動物實驗表明，對小鼠S180抑制率為44.2%；其乙醇提取物對人體瘤細胞的抑制作用，可使51-100%腫瘤細胞出現改變。此外對多種球菌、桿菌有抑制作用。臨床經驗對乳腺疾患有親和作用，因此，可為本方引經使藥。

功效：益氣益血，托里扶正，解毒抗癌。

主治：乳腺癌、乳腺小葉增生病，白血病、肺癌、食道癌、淋巴瘤。

用法：水煲煎劑，每日一劑，每劑分二次，早晚內服。

歌訣：

乳癌黃芪托里煲，參苓歸芍蛇舌草，

赭苡蔞菇紫河車，引經天冬不可少。

61號方　土貝公英煎

組成：土貝母三十克，蒲公英三十克，連翹三十克，金錢草三十克，夏枯草三十克，紅藤三十克，天花粉三十克，草河車三十克，野菊花三十克，丹參二十克，地丁二十克，乾蟾十五克，苦參十五克，丹皮二十克，龍葵三十克，白蘚皮三十克，絲瓜絡十克。

方解：土貝母味苦性溫，治療瘍科痰症，本方所用土貝母為葫蘆科植物假貝母的塊莖，俗稱地苦膽、草貝、大貝母等。塊莖含麥芽糖、蔗糖等成分。體外篩選，有抗腫瘤的活性作用，其注射液能降低甲基膽蒽誘發宮頸癌的比率，《抗癌中藥製劑》介紹用土貝母、蒲公英、山甲、桔核、銀花、夏枯草治療炎性乳腺癌，效果良好。本方配以蒲公英、野菊花、天花粉、草河車、夏枯草、乾蟾、龍葵、白蘚皮等，已被實驗及臨床實踐證明的抗癌中草藥組成本方君藥組。金錢草、連翹、地丁、苦參、丹皮清熱解毒為臣藥組。以丹參、紅藤活血化瘀為佐藥組。絲瓜絡通乳為引經藥。

功效：軟堅散結，消痰解毒。

主治：乳腺癌、甲狀腺癌、食道癌、胃癌、肺癌、肝癌、淋巴瘤。

用法：水煎劑，每日一劑，每劑分二次內服。

歌訣：

乳癌土貝公英煎，花粉苦參菊地蟾，

河車紅藤丹丹夏，白癬連翹丁金錢。

62號方　新方神效瓜蔞散

組成：大瓜蔞六十克，天冬三十克，當歸十五克，莪朮十克，沒藥二十克。

方解：大瓜蔞為葫蘆科括蔞植物括蔞的連皮果實，甘寒清肺化痰，消壅散腫的傳統治療乳癰藥，含三萜皂甙、有機酸及其鹽類、樹脂、糖素、色素及其脂肪油等。瓜蔞製劑對實驗動物的肉瘤及腹水癌有抑制作用，果皮作用更強；且對骨髓造血功能無影響，為方中君藥。天冬為百合科多年生攀援狀草本植物的根塊，清肺降火，滋陰潤燥對乳腺腫瘤有較強的抑制作用。莪朮破血散結，攻堅抗癌，沒藥化瘀止痛，抗癌消癥，對腫瘤抑制作用已被實驗所證實，不必贅敘，均屬本方臣藥。當歸養血調經即是佐藥又是使藥。

功效：清肺化痰，破血化瘀，攻堅散結。

主結：乳腺癌、甲狀腺癌、肺癌、子宮體瘤、肉瘤、淋巴瘤。

用法：上藥共研粗末，每包二十克，醇酒五十毫升，慢火熬至二十毫升，去渣。飯後服，每日二次。

歌訣：

新方神效瓜蔞醇，慢火煎熬酒紛紜，
醇提天冬莪沒藥，當歸配伍效如神。

63號方　貓爪草飲

組成：貓爪草四十克，山茨菇十五克，草河車十五克，劉寄奴十克，蜂房十克，蒲公英三十克，全瓜蔞三十克，生地二十克，元參十五克，當歸十二克，芙蓉葉二十克，生黃芪三十克，女貞子三十克，旱蓮草十克。

方解：貓爪草為毛茛屬植物小毛茛的塊根。別名小毛茛，全草含氨基酸、黃酮甙及糖類。臨床藥理解毒散結。動物實驗證明對小鼠S180、S37、Ec癌株有抑制作用，水煎液對痢疾桿菌、金黃色葡萄球菌、白色葡萄球菌、四聯球菌等均有抑制作用。所含黃酮甙對動物有鎮咳、祛痰、消炎作用，為方中君藥。山茨菇、草河車、蜂房、蒲公英、全瓜蔞等軟堅散結，清熱解毒為方中臣藥。劉寄奴、當歸、元參、生地、女貞子、旱蓮草、生芪等活血化瘀，補腎益氣，調理肝腎為方中佐藥。芙蓉葉為錦葵科植物，葉、花、根入藥，葉稱拒霜葉，葉中含有黃酮甙、氨基酸、鞣質，動物實驗對胃癌細胞敏感。《抗癌中草藥製劑》介紹芙蓉葉，粉末用凡士林調製成25%軟膏，塗擦於癌腫瘡面，每日一至二次，療效顯著。芙蓉葉在本方中為使藥。

功效：軟堅散結，活血解毒，扶正抗癌。

主治：乳腺癌、甲狀腺癌、淋巴瘤、肺癌、肝癌、腎癌。

用法：水煎劑，每日一劑，每劑分二次內服。

歌訣：

貓爪草飲用茨菇，河車歸地蔞寄奴，
元參女旱芪蜂蒲，芙蓉引經兼外敷。

64號方　加味醒消丸

組成：乳香三十克，沒藥三十克，麝香六克，雄粉十五克，牛黃三十克，三七三十克，蛇膽三十克。

方解：醒消丸為《外科全集》活血散結，解毒消癰，治療一切紅腫癰毒惡瘡，選為君藥。（配方為乳香、沒藥、麝香、雄黃、黃米漿為丸）本方加入牛黃為牛科動物中的膽囊結石稱為天然牛黃，由牛膽汁、豬膽汁提取物叫人工牛黃，清熱解毒，息風止痙，化痰開竅，協同抗癌作用，為方中臣藥。三七為五加科多年生草本植物三七的根塊，化瘀止血，活血定痛，為方中佐藥。蛇膽為清熱解毒，定驚息風，為方中使藥。

功效：解毒散結，消痛化腫。

主治：乳腺癌、甲狀腺癌、喉癌、肺癌、白血病、淋巴瘤。

用法：上藥共研細末，取黃米飯三百克，搗爛，加入上藥再搗勻為丸，蘿蔔子大，曬乾，備用。每次十五克，每日二次，熱陳酒送服。

歌訣：

乳癰加味醒消丸，乳沒麝雄黃米飯，

加味牛黃三七粉，引經透入鮮蛇膽。

65號方　鴉膽子膏

組成：鴉膽子去殼二十克，五倍子六十克，乳香十克，沒藥十克，蛇膽六十克，天龍一百克。

方解：鴉膽子為苦木（苦楝樹）科鴉膽子屬植物鴉膽子的果實。別名苦參子，老鴉膽、鴨蛋子。果實含鴉膽子甙、鴉膽子醇、鴉膽子苦味素、酚性化合物及脂肪酸，另含生物鹼鴉膽子寧。臨床藥理，化濕熱，通胃腸，去積滯。動物實驗證明，對小鼠S180、

WK256有抑制作用。臨床試驗對乳頭狀瘤及皮膚癌細胞，可致退化壞死，但深部細胞改變甚微，而癌細胞的改變不及乳頭狀瘤明顯，此外，尚可殺滅阿米巴原蟲、瘧原蟲及陰道滴蟲，亦能驅除鞭蟲，蛔蟲及滌蟲。鴉膽子甙給鴿皮下注射的LD50為五毫克／公斤體重，貓、犬皮下注射LD50為〇點五至一毫克／公斤體重。小鼠灌胃進行毒性測定，結果表明，鴉膽子仁較鴉膽子油或殼的毒性均大，為方中君藥。方中天龍壁虎科蜥蜴類屬動物，別名守宮、蝎虎，含有馬蜂毒樣有毒物質及組織胺、蛋白質。臨床藥理祛風鎮痙，解毒散結，體外試驗水溶液對人體肝癌細胞有明顯抑制作用。乳香、沒藥活血破瘀，散結抗癌為方中臣藥。五倍子斂肺降火，澀腸，固精，斂汗止血，為方中佐藥。蛇膽息風定驚，舒肝化瘀為使藥。

功效：化濕祛積，活血解毒。

主治：乳腺癌、肝癌、食道癌、胃癌、腸癌、宮頸癌、淋巴瘤。

用法：方中諸藥共搗成泥狀，加白醋一千二百五十毫升。慢火熬膏，每日三次，每次三毫升，內服。

歌訣：

鴉膽子膏去硬殼，天龍五倍配沒藥，
活血化瘀炙乳香，蛇膽引經入病灶。

66號方 化瘀生肌散

組成：三七十克，珍珠零點三克，爐甘石三克，生龍骨三克，輕粉十五克，冰片零點六克。

方解：三七為五加科人參屬植物，藥用塊根，別名田三七、參三七，含有多種皂甙及多糖類。臨床藥理，本品熱水提取物有很強的抑癌效果，體外實驗對JTC-26抑制率90%以上。體內實驗對小鼠SI80有抑制作用。從三七中提取多糖，以二點五毫克／公斤體重，口飼，移植SI80的小鼠二周後腫瘤縮小，五周後6/10小鼠腫瘤消失，另三七有抗噬菌體作用。珍珠粉為蚌科動物三角帆蚌或珍珠貝科合浦珍珠母貝等貝類動物貝殼的珍珠層。平肝潛陽，清肝明目。爐甘石為天然菱鋅礦石，明目祛翳，收濕生肌。生龍骨為古代哺乳動物（三趾馬、犀類、鹿類、牛類、象類）骨骼化石，平肝潛陽，鎮靜安神，收斂固澀。輕粉為水銀、明礬、食鹽等用升華法製成的汞化合物 (Hg_2CL_2)，別名汞粉、水銀粉。外用攻毒殺蟲，內服利水通便。冰片為龍腦香科，常綠喬木龍腦香的樹幹，蒸餾冷卻而得的結晶，稱龍腦冰片。開竅醒神，清熱止痛，以上六味藥物在本方中配伍關係，應以三七為君。珍珠、爐甘石、生龍骨為臣，以輕粉為佐，以冰片為使。

功效：清熱解毒，化腐生肌，安神止痛。

主治：乳腺癌、皮膚癌、唇癌、子宮頸癌、陰莖癌、肛門癌。

用法：上藥共研細末，外敷於潰瘍處，按瘡面大小給予適量。每日一次，連用三十日為一療程。

歌訣：

外敷化瘀生肌散，三七珍珠瘡口斂，
龍骨輕粉爐甘石，冰片摻入疼痛緩。

肺癌驗方選

肺部惡性腫瘤以肺癌最多見，近年來國內外的發病率均不斷地上升。許多歐美國家和中國的京、津、滬等地區肺癌發病率在男性惡性腫瘤中已佔首位。資料表明城市居民的肺癌死亡數比農村地區要高二至四倍。工礦地區上升較快，發病年齡大多數在四十歲以上，男性多於女性。

癌的致病因素至今已發現六千多種，有一千多種可在動物身上致病，其中工業「三廢」，環境污染，病毒，霉菌，慢性炎症，電離輻射，酶和核酸的異常代謝以及吸菸與肺癌的發病關係密切。據上海資料表明：吸菸比不吸菸者肺癌發病率大八點八倍。被動吸菸發病率也高於不吸菸者。

病理學表明肺癌的分布以右肺上葉為多，左肺：右肺為4:6，病灶起於支氣管黏膜，可發生在各級支氣管上。依次序為葉支氣管＞總支氣管。段支氣管＞小支氣管＞

細支氣管＞主支氣管。組織學分類：鱗狀細胞癌、小細胞癌、大細胞癌、腺癌、腺鱗癌、類癌、支氣管腺體癌等。按發病部位分：中央型約佔肺癌60～70%，以未分化癌為多見。其次是鱗癌；周圍型約佔肺癌30～40%，以腺癌多見，鱗癌次之。

肺癌檢查常用方法：①X光可見腫瘤部位、大小、範圍、受累區域的肺門及縱隔淋巴結腫大情況，以及肺不張、炎症、積液與肋骨侵蝕等情況。還可行X光特殊檢查如斷層照片，觀察腫瘤內部的密度與分葉性；支氣管造影顯示支氣管中斷現象與管腔內癌瘤影，食道X光、鋇餐檢查了解腫瘤與縱隔或食道的關係；加深曝光可發現被胸水遮蓋的腫瘤影；音波攝影有助於肺癌與主動脈瘤的鑒別診斷。②痰塗片檢查：反覆檢查找癌細胞，陽性率可達85%。③纖維支氣管鏡檢查，能直接觀察肺癌的生長位置、形態，可採取活組織及痰標本檢查，又可間接了解肺門淋巴結轉移情況。其它輔助檢查，如CT、MRI、體表淋巴結活檢，經皮、肺穿刺活檢，均有助於診斷參考。但在確診之前應注意除外肺結核、肺炎、真菌病、肺膿腫、支氣管擴張、縱隔腫瘤、肺門良性腫瘤、假性黃色瘤等病鑒別。

治療原則：早期肺癌應以手術切除為主，尤其周圍型，腺癌術後配合中藥治療。放射療法對肺癌大多數具有一定的敏感性，尤其鱗狀細胞癌和未分化癌更為敏感；化學藥物常以環磷酰胺、氮芥、氨甲喋呤、氟脲嘧啶、絲裂霉素及爭光霉素等聯合用藥。充分運用中國醫學辨證論治。

67號方　小薊仙鶴飲

組成：小薊六十克，仙鶴草三十克，茅根三十克，側柏炭十五克，丹皮三十克，紫草二十克，紫河車二十克，龍葵三十克，三七粉六克。

方解：小薊為菊科植物小薊帶花全草，根狀莖也可入藥。甘溫無毒，養精保血，涼血止血，清肺解毒。實驗證明，對小鼠艾氏腹水癌細胞有抑制作用，在日本長鹽客伸先生一九七七年編寫的《現代中國的癌醫療》一書中記載：日本民間用大小薊治療肺腺癌有一定療效，用鮮薊菜葉與雞蛋清攪拌後貼於患處，西方國家用同屬植物薊研細的浸膏塗患處，治療皮膚癌顯效。在中國臨床常用以小薊為主藥的配方如肺癌咳血用小薊配三七粉；子宮癌小薊配大薊、薄荷；膀胱癌小薊配半枝蓮蒲黃炭；淋巴肉瘤大小薊炖瘦豬肉；膽道惡性腫瘤，小薊配海金沙、茵陳、鬱金，均見涼血、止血、抗癌作用。本方以小薊為君，以涼血止痛，解毒抗癌的仙鶴草、茅根、側柏炭、紫草、丹皮、三七為臣藥。補腎壯陽，養血益氣的紫河車為佐。清肺化痰，祛濕解毒的龍葵為使。

功效：涼血止血，清肺抗癌。

主治：肺癌、肝癌、喉癌、白血病、乳癌、腸癌、子宮頸癌。

用法：水煎劑，每日一劑，每劑二次分服。

歌訣：

肺癌小薊仙鶴飲，仙鶴茅側三七粉，
丹皮紫草紫河車，清肺抗癌龍葵引。

68號方　山海螺煎

組成：山海螺六十克，蜀羊泉三十克，龍葵三十克，菝葜三十克，生苡米三十克，生牡蠣三十克，蛇莓十五克，夏枯草十五克，山茨菇十五克，象貝十克，鬱金二十克，瓜蔞三十克，赭石三十克，復花十克，青皮十克。

方解：山海螺為桔梗科植物羊乳的根，又名四葉參、白蟒肉、山胡蘿蔔等。含有皂甙、糖類、蛋白質及B族維生素。實驗表明，對小鼠移植肉瘤—180有抑制活性作用，用山海螺與黨參對比的藥理實驗，證明兩者均有增加紅細胞、血色素和減低白細胞，增加動物活動能力的作用。但小鼠游泳實驗表明，其游泳時間，要比黨參組為長，為方中君藥。方中蜀洋泉、龍葵、菝葜、生牡蠣、蛇莓、夏枯草、山茨菇、鬱金、瓜蔞均有化痰軟堅，散結解毒作用，為方中臣藥。生苡米、青皮、復花、赭石健脾理氣，化痰降逆為方中佐藥。象貝母化痰止咳，清肺散結為使藥。

功效：軟堅散結，化痰解毒。

主治：肺癌、乳腺癌、膀胱癌、子宮頸癌。

用法：水煎劑，每日一劑，每劑分二次內服。

歌訣：

肺癌菝葜海螺煎，苡牡蛇葵蜀羊泉，
夏茨鬱蔞復青赭，引經貝母產象山。

69號方　棉花根飲

組成：棉花根四十克，露蜂房二十克，廣豆根十克，龍葵三十克，金銀花三十克，地丁三十克，大功勞葉三十克，鬱金二十克。

方解：棉花根為錦葵科棉屬植物樹棉、草棉及陸地棉的根，別名土黃芪、密根。其成分：根中含棉酚、天冬酰胺、樹脂類混合物、精氨酸及氯化銨、氯化鉀、磷酸美銨等。臨床藥理，甘溫補氣，平喘止咳。動物實驗證明，棉花根提取物對小鼠S180、WK256等癌株有抑制作用。棉酚對艾氏腹水癌有明顯抑制，局部使用能抑制潰瘍型黑色素瘤；對雄性大白鼠有明顯抗生育作用。棉花根提取物尚能促進小鼠胸腺萎縮，腎上腺重量增加，而且有增強或改善腎上腺皮質功能作用，提高機體的生理功能，改善機體對疾病的抵抗力。如抗炎、抗寒、抗過敏等。此外棉酚對流感病毒及含黃色葡萄球菌均有抑制作用，另有止咳與收縮子宮作用，為方中君藥。廣豆根、龍葵、金銀花、地丁、鬱金，攻毒清熱，消癰散腫，為方中臣藥。十大功勞葉健脾利濕，補益氣血，為佐藥。露蜂房攻毒，殺蟲，化痰解痙，止咳定喘，輕浮上行，為引經使藥。

功效：補氣化痰，攻毒散癰。

主治：肺癌、食道癌、胃癌、腸癌、精原細胞瘤。

用法：每日一劑，每劑分二次內服。

歌訣：

棉花根飲露蜂房，豆根龍葵抗癌強，
雙花鬱金功勞葉，紫花地丁療惡瘡。

70號方 練金散

組成：赤練蛇粉四十克，天南星三十克，白芨三十克，鳳凰衣十三克，陳皮三十克，瓜蔞三十克，沙參六十克，西洋參十五克，炙鱉甲四十五克，辰砂十二克，炙乳香二十克，炙沒藥二十克，三七三十克，龍葵四十克。

方解：赤練蛇為游蛇科動物赤練蛇的全體，別名火練蛇，或紅練蛇、桑根蛇，氣味甘鹹，有毒。主治中風、痺症、瘰癧、漏疾、楊梅瘡。近代報導治療肺癌、乳腺癌顯效。天南星為天南星科天南星屬植物的球狀塊莖，別名南星、蛇六谷。塊莖中含皂甙、安息香酸、B—谷甾醇、黏液質及澱粉。尚有毒芹鹼樣生物鹼。臨床藥理燥濕化痰，祛風解痙，消痞散結。動物實驗表明，鮮南星提取物對小鼠S180等瘤株具有明顯抑制作用，對Hela細胞亦有較強的抑制率。其水煎尚有良好的祛痰鎮靜、解痙止痛等作用，以上二藥為君藥組。瓜蔞、沒藥、辰砂、三七、龍葵化痰散結，活血化瘀，解毒抗癌為臣藥組。西洋參、鱉甲、陳皮、乳香、鳳凰衣補氣育陰，活血理氣為佐藥組。白芨收斂止血，消腫生肌，清肺育陰，止咳引經為方中使藥。

功效：解毒息風，燥濕化痰，消腫散結。

主治：肺癌、食道癌、乳腺癌、子宮頸癌、神經系統腫瘤、口腔腫瘤。

用法：上藥共研細末，備用。每次二克，每日三次，白開水送服。

注意：天南星單味藥生用有毒，誤服或用量過大中毒時，可服稀醋、鞣酸、濃茶、蛋清、薑湯、甘草湯解之。

歌訣：

南星蛇粉練肺金，乳沒蔞芨鱉洋參，
鳳衣龍硃陳瓜蔞，三七化瘀除病因。

71號方　抗癌清燥救肺湯

組成：杏仁三十克，沙參三十克，甘草十克，麻仁十克，麥冬十克，生石膏十克，阿膠十克，杷葉三十克，桑葉二十克，玉竹三十克，蘆根三十克，石斛三十克，生地黃三十克，女貞子三十克，花粉三十克，魚腥草四十克，小薊三十克。

方解：杏仁為薔薇科落葉喬木植物山杏的成熟種子，有苦杏仁、甜杏仁之分。其主要成分為杏仁甙，經苦杏仁酶作用，最終水解為有毒部分，屬氫氰酸。臨床藥理，潤肺清熱，止咳平喘。體外實驗證明，杏仁的乾燥粉末能100%地抑制致癌性真菌——黃曲霉菌雜色曲霉菌的生長，經分離其有效成分為苯甲醛。體內實驗表明，杏仁的熱水提取物對JTC-26抑制率為50～70%。《醫門法律》的清燥救肺湯適應症是燥熱傷肺，耗氣傷陰。藥用人參、甘草、麻仁、生石膏、阿膠、杏仁、麥冬、枇杷葉、桑葉等滋陰清燥，潤腸益氣。生地、女貞子補腎育陰增強免疫功能。花粉、小薊，滋陰清熱，抗癌。方中杏仁為君藥，原清燥救肺湯為臣藥，後加諸藥為佐藥，魚腥草清肺解毒為使藥。

功效：清燥潤肺，育陰補氣抗癌。

主治：肺癌、甲狀腺癌、肝癌、食道癌、皮癌、子宮頸癌。

用法：水煎劑，每日一劑，每劑分二次，內服。

歌訣：

抗癌清燥救肺湯，玉竹石斛蘆地黃，
花粉女貞魚腥草，小薊止血醫肺傷。

72號方　豬苓飲

組成：豬苓四十五克，魚腥草二十克，茯苓十五克，絞股藍三十克，沙參三十克，麥冬十克，川貝十克，紫菀十克，冬花十克，仙鶴草三十克，人參六克，太子參十五克，銀花十克，瓜蔞三十克，甘草十克，白花蛇舌草三十克，白毛藤三十克，龍葵三十克，女貞子三十克。

方解：豬苓為多孔菌科多孔菌植物，藥用菌核，菌核體多年生，多寄生於山毛櫸科植物的樹根上，地下曼布分歧和薯蕷塊狀。化學成分含麥角甾醇、粗蛋白、多糖、可溶化性糖分，a—羥基二十四炭酸。多糖類是抗癌有效成分，為葡聚糖類（PGU）。抗癌藥理，豬苓水溶物小鼠肉瘤—180抗瘤效果在劑量〇點五毫克／公斤體重，三十隻小鼠，腫瘤完全消退者二十五隻，抑制率為100%。豬苓多糖（PGU-1）〇點一毫克／公斤體重腹腔給藥，對肉瘤—180抑制率97.2%，十二隻荷瘤小鼠有十隻在五周時，腫瘤完全消退。用甲基甲蒽誘發小鼠肺癌7423用豬苓多糖（一百毫克／公斤體重），給藥在七周後，細胞明顯縮小，四十一天後腫瘤完全消失者50%，抑制率100%，豬苓熱水提取物對JTC-26抑制率33.3%，同時對成人纖維細胞毫無抑制作用。豬苓提取物能增強肝、脾、腹腔巨噬細胞的吞噬活性，促進荷瘤動物脾臟抗體產生的細胞形成和患者血液淋巴細胞轉化率，提高瘤細胞內環核苷酸的含量。本身無明顯毒性，且對氨甲喋呤的致死毒性有保護作用，為君藥。方中茯苓、麥冬、川貝、款冬、銀花、瓜蔞化痰清熱，止咳平喘與魚腥草、仙鶴草、白花蛇舌草、白毛藤、龍葵解毒抗癌共為臣藥組。方中人參、太子參、沙參、女貞子、絞股藍補氣健脾益肺為佐藥組，紫菀性涼而體潤，恰合肺部血分，對肺癌咳血有顯著療效，可為方中使藥。

功效：滲濕利竅，止咳平喘，解毒抗癌。

主治：肺癌、乳腺癌、肝癌、子宮頸癌、淋巴瘤。

用法：水煎劑，每日一劑，每劑分二次內服。

歌訣：

豬苓飲用絞股藍、款貝麥沙茯紫菀，
魚腥仙鶴人蔞草，龍女蛇草參羊泉。

73號方　鳳尾固金湯

組成：鳳尾三十克，百合三十克，熟地二十克，生地二十克，元參十克，當歸十五克，白芍二十克，貝母十克，甘草十克，桔梗十克，麥冬二十克，蚤休三十克，黃芩十二克，白花蛇舌草三十克，龍葵三十克，鬱金二十克，女貞子三十克。

方解：鳳尾草為鳳尾科鳳尾蕨屬植物鳳尾草的全草，別名雞腳草、金雞尾、井欄草、鳳尾蕨、五指草。全草含黃酮類植物甾醇、內酯類及鞣質等。臨床藥理，清熱利濕，解毒止痢，涼血止血。動物實驗證明，對小鼠S-180、S-37等癌細胞有抑制作用，抑菌試驗，對金黃色葡萄球菌、痢疾桿菌、大腸桿菌及結核桿菌有抑制作用，為本方君藥。原方加入蚤休、黃芩、白花蛇舌草、龍葵、鬱金，解毒抗癌為本方臣藥。《醫方集解》原百合固金湯（生地黃、熟地黃、麥冬、百合、白芍、當歸、貝母、生甘草、玄參、桔梗）補腎養肺方為本方佐藥。女貞子滋陰潤肺增強機體免疫功能為使藥。

功效：潤肺止咳，補腎抗癌。

主治：肺癌、腎癌、腸癌、肝癌、甲狀腺癌、膀胱癌。

用法：水煎劑，每日一劑，每劑分兩次內服。

歌訣：

百合固金鳳尾湯，補腎益肺療腫瘍，

蚤龍鬱金苓舌草，女貞免疫功能強。

肝癌驗方

原發性肝癌高發於亞洲和非洲的東南部，而歐洲、美洲、大洋洲等地區的發病率較低，莫桑比克發病率最高103.8/10萬，新加坡（華僑）8.6/10萬。中國由十六個省、市、自治區調查的結果看：約有1/5的地區肝癌發病率5～70/10萬人口；約有2/3的地區在10～19/10萬人口。據上海資料表明，肝癌發病率在各種惡性腫瘤中男性佔第三位，女性佔第五位。江蘇某地區資料在一九七四年肝癌標準化發病率為49.17/10萬人口。歐美國家肝的轉移性癌約為原發病肝癌的20～64.5倍，中國的情況則較低。在肝癌病因方面近年來從病毒與化學兩大病因方面開展研究。①肝病與肝癌的關係很密切；②化學致癌因素，受到重視，黃曲霉菌毒素、雜色曲霉毒素誘發肝癌已被實驗證實，亞硝胺類化合物以及農藥均在重點研究；③其他方面因素認為寄生蟲、營養障礙、過度菸酒以及肝癌家族均有密切關係。肝癌病理，大體類型：①巨塊型，多為膨脹浸潤性生長，癌瘤發展迅速，極易出現壞死、出血，從而引起破裂；②結節型、癌性結節，可單發或多發與四周肝組織分界不清，大多伴有較嚴重的肝硬變；③彌漫型，癌結節分布彌散，伴有肝硬變。組織學類型，肝細胞癌顯微鏡下可分為肝細胞型、膽管細胞型及混合型三類。

中國醫學認為肝居脅下，為足厥陰經所繫，因肝與膽相表裏，故足少陽膽經也循行於脅下。肝之部位，古代文獻，其說不一，必須指出，肝位於右，其氣行於左。肝臟腫瘤，大多屬癥瘕積聚範疇。如明代李梴的《醫學入門》說：「脾積胃脘稍右曰痞氣，言陽氣為濕所困也，令人黃疸倦怠，飲食不為肌膚。」《諸病源候論．積聚候》中說：「診得肝積，脈弦而細，兩脅下痛，邪走心下，足脛寒，脅下（痛）引小腹，男子積疝也，女子病淋也，身無膏澤，喜轉筋，爪甲枯黑，春瘥秋劇，色青也。」《癖黃候》中說：「氣水飲停滯積聚成癖，因熱氣相搏，則鬱蒸不散，故脅下滿痛，而身發黃，名為癖黃」。再如宋代《聖濟總錄》裏：「心間煩悶，腹中有塊，痛如蟲咬，吐逆喘粗，此是血黃。」「如齒及鼻黑，髮直者死。」對於肝臟腫塊也有描述：「積氣在腹中，久不差，牢固推之不移者癥也，此由寒溫失宜，飲食不節，致腑臟氣虛弱，飲食不消，按之其狀如杯盤牢結，久不已，令人身瘦而腹大，至死不消。」以上引文無論「痞氣」，

「血黃」，「癖黃」，「癥」等記載，很像肝癌的發病與轉歸。對於肝癌的治療，根據中國醫學的理論，證屬臟腑失調，正氣虛弱，由於氣滯血瘀，邪凝毒聚而成。病屬正虛邪實，在治療時應當考慮正邪兩方面。攻補兼施以補為主，以攻為輔。贏得病情改善，得以緩解或治癒。

特殊檢查與診斷：①血液生化檢查，血清鹼性磷酸酶增高，r-谷氨酰轉肽酶增高，乳酸脱氫酶及同功酶呈陽性反應。②免疫學檢查胎兒甲種球蛋白增高，（血凝法及火箭電泳法較靈敏）。③超音波檢查呈現呆小遲鈍波，束狀波、叢狀波、出波衰減及佔位性病變。④X光檢查間接徵象可見肝腫大，胃、結腸受壓移位，右膈運動受限，不規則升高，食道靜脈曲張，更能查及骨與肺轉移。⑤放射性同位素掃描。用同位素金189可見肝癌缺損區，用同位素氯化銦陽性掃描並能鑒別血管瘤。⑥CT及MRI掃描，影像清晰，診斷價值高。⑦病理學檢查常採用腹腔鏡，可疑表淺淋巴結以及腹部採查活檢，腹水找到癌細胞，即可確定診斷。但在確診原發性肝癌之前，一定要除外其他疾患如肝轉移癌、肝肉瘤以及肝良性腫瘤（血管瘤、纖維瘤、畸胎瘤、腺瘤），還要鑒別肝硬化、肝囊腫、肝結核、肝包蟲、肝膿瘍等內科肝病。

治療法則：對於早期巨塊型及少數結節型可手術切除配合中藥，放射治療屬於姑息療法，化學治療常用氟脲嘧啶、阿霉素、絲裂霉素以及環磷酰胺。採用介入方法效果較好。若配用中藥扶正培本更能順利進行。

74號方　天龍理肝飲

組成：天龍十五克，龍葵三十克，白英三十克，白花蛇舌草三十克，大腹皮三十克，合歡皮三十克。

方解：天龍即壁虎，屬於壁虎科蜥蜴類屬無疣壁虎及同屬他種壁虎的乾燥全體。別名守宮、蝎虎、爬壁虎，廣東人稱鹽蛇。含馬蜂毒樣有毒物質及組織胺、蛋白質和維他命F。據《本草綱目》記載，壁虎性味鹹、寒，有小毒。主治中風癱瘓，血積成痞，癘風瘰癧。臨床藥理，祛風鎮痙，解毒散結，體外試驗證明，壁虎水溶液對人體肝癌細胞的呼吸有明顯的抑制作用。此外對結核桿菌及常見致病性真菌具有一定的抑制率，並有抗驚厥和溶血作用，為君藥。龍葵、白英、白花蛇舌草有解毒清熱，化痰散結抗癌作用，為臣藥。合歡皮安神解鬱，活血消腫，為佐藥。大腹皮行氣利水，消積殺蟲為使藥。

功效：破積散結，清熱解毒。

主治：肝癌、肺癌、食道癌、胃癌、子宮頸癌、卵巢癌。

用法：水煎劑，每日一劑，每劑分二次內服。

歌訣：
天龍理肝消臌癥，白花蛇草大腹龍，
佐藥安神合歡皮，抗癌臣藥配白英。

75號方　八月柴胡湯

組成：八月扎三十克，柴胡十克，黃芩十克，當歸二十克，半夏十克，人參十克，甘草十克，生薑十克，大棗二十克，蛇莓三十克，龍葵三十克。

方解：八月扎為木通科植物木通、三葉木通或白木通的果實。別名木通子、八月瓜等。果實中主要成分含糖類。抗癌藥理，本品製劑對小鼠肉瘤—180、肉瘤—37有抑制活性的作用。對JTC-26抑制率為50-70%，臨床藥理，性寒無毒，清熱降逆，消脹化瘀，主治胃口熱閉，反胃逆食，為君藥。方中蛇莓、龍葵解毒利濕，化瘀消癥為臣藥。《傷寒雜病論》中小柴胡湯（柴胡、黃芩、人參、半夏、甘草、生薑、大棗）疏通肝膽，調理脾胃為佐藥。當歸生心血，養肝血，化瘀調經為引經使藥。

功效：舒肝理氣，清熱降逆，化瘀消癥。

主治：肝癌、膽囊癌、食道癌、胃癌、卵巢癌。

用法：水煎劑，每日一劑，每劑分二次內服。

歌訣：

小柴胡湯和解供，八月柴胡抗癌腫，

蛇莓龍葵為臣藥，當歸養肝兼調經。

76號方　解毒茵陳湯

組成：半枝蓮四十克，茵陳三十克，梔了十五克，大黃十五克，丹參二十五克，生苡仁三十克，白花蛇舌草三十克。

方解：半枝蓮為唇形科黃芩屬植物半枝蓮的全草。別名並頭草、牙刷草、狹葉韓信草、四方馬蘭。全草含生物鹼、黃酮甙、甾體、酚類及鞣質等。臨床藥理，清熱解毒，化瘀消腫。動物實驗證明，對小鼠S180、Ec、腦瘤B22等均有一定的抑制作用。此外，尚有較廣譜的抑菌作用，以及利尿、止咳、祛痰、平喘作用，為君藥。《傷寒論》中茵陳蒿湯（茵陳、梔子、大黃）為張仲景治療濕熱黃疸首方，茵陳清利濕熱，退黃健脾，梔子通利三焦，導熱下行，引濕熱於小便排出，大黃瀉血中實熱，滌胃腸積滯，使鬱毒從大便而出，本方借以古人茵陳蒿湯化瘀退黃作用引為臣藥。生苡仁健脾和胃，淡滲利濕。白花蛇舌草，清熱解毒兼有提升紅細胞作用，因此兩味藥物具有扶正蕩邪的雙重作用，為方中佐藥，丹參活血祛瘀，涼血消癰，調經止痛為方中使藥。

功效：化瘀解毒，利濕退黃。

主治：肝癌、膽囊癌、胃癌、腸癌、胰頭癌。

用法：水煎劑，每日一劑，分二次內服。

歌訣：

解毒茵陳清肝積，白花蛇草配半枝，

丹參大黃生薏米，通利三焦炒山梔。

77號方　蘇鐵化瘀湯

組成：蘇鐵樹葉二十克，半枝蓮三十克，丹參三十克，生苡米三十克，黨參十五克，地鱉蟲十克。

方解：蘇鐵科蘇鐵屬植物蘇鐵的葉，別名鐵樹、鳳尾棕、鳳尾蕉、鐵甲松、金邊鳳尾。其成分內含氧化偶氮類甙：蘇鐵甙、新蘇鐵甙A、B等。雙黃酮化合物：蘇鐵雙黃酮及多量葉臘。此外，尚有胡蘆巴鹼、膽鹼、有機酸、糖類、油脂等。有毒成分為蘇鐵甙。臨床藥理，解毒止痛，收斂止血。動物實驗證明，對多種癌細胞有明顯抑制作用，所含甙類為有毒成分，動物致死原因多為呼吸麻痺。小鼠的LD50為一點六七毫克／克體重，大鼠LD50為一克／公斤體重，為君藥；方中地鱉蟲別名土鱉蟲。藥用雌蟲，氣味鹹，寒有毒，破堅通閉。主治血積癥瘕，乳脈不通，木舌口瘡，半枝蓮清熱利濕解毒化瘀二味藥物合為臣藥。黨參、生苡米，健脾補氣，滲濕利水，扶正抗癌為佐藥。丹參活血化瘀，解毒養肝，消腫調經為使藥。

功效：化瘀解毒，止痛消腫，健脾利濕。

主治：肝癌、胃癌、膽囊癌、胰頭癌、胃癌、口腔腫瘤、子宮頸癌。

用法：水煎劑，每日一劑，每劑分二次，內服。

歌訣：

蘇鐵化瘀用樹葉，癥瘕積聚雌土鱉，
丹参黨参生苡米，半枝蓮草不可缺。

78號方　石見穿湯

組成：石見穿三十克，田基黃三十克，漏蘆十克，夏枯草三十克，海藻三十克，白朮十克。

方解：石見穿為唇形科鼠尾草屬植物石見穿的全草，別名紫參、石打穿、月下紅、小紅參、紫丹花。其主要成分全草含有甾醇、三萜類及氨基酸等。臨床藥理清熱解毒，活血鎮痛。動物實驗證明，對小鼠S180有抑制作用，尚有一定的抗菌消炎作用，為君藥。方中海藻鹹寒軟堅散結，夏枯草清熱解毒，消癰散腫，軟堅散結，漏蘆清熱解毒，消癰散腫，通乳化滯，三藥合用為方中臣藥。白朮健脾利濕補氣和胃為方中佐藥。田基黃，舒肝和絡，清熱利濕，解毒退黃為方中使藥。

功效：清熱解毒，利濕退黃，消癰散腫。

主治：肝癌、甲狀腺癌、胰頭癌、胃癌、子宮肉瘤。

用法：水煎劑，每日一劑，每劑分二次內服。

歌訣：

石見穿湯田基黃，漏蘆海藻肝腫瘍，

消癥散結夏枯草，健脾白朮稱良方。

79號方　茵陳化瘀湯

組成：茵陳四十克，豬苓三十克，生苡仁三十克，厚樸十克，半夏十克，赭石三十克。

方解：茵陳為菊科艾屬植物茵陳蒿的幼苗，別名茵陳蒿、白蒿、細葉青蒿、臭蒿等。主要成分為蒿屬香豆精、綠原酸、咖啡酸和揮發油。本屬很多植物都有抗癌活性，如日本民間就以其同屬植物魁蒿的葉子煎服治療各種癌症。抗癌藥理，茵陳蒿有極為強烈的抗致癌毒素的作用。對黃曲霉菌抑制率、黃曲霉素B1抑制率和小梗囊胞菌素抑制率均為100%，熱水提取物對腹水型肉瘤—180的抑制率為21.6%；乙醇提取物的抑制率為18.5%，為君藥。豬苓、生苡仁利濕逐水，化滯解毒，健脾舒肝，清熱抗癌，協助茵陳芳香除穢，化瘀消癥為臣藥。厚樸、半夏性溫燥濕，寬腸降逆，化痰散結為佐藥。赭石平肝潛陽，降逆止血，理氣化瘀，為使藥。

功效：芳香化濁，利濕退黃，扶正抗癌。

主治：肝癌、肺癌、食道癌、胃癌、腸癌、膀胱癌。

用法：水煎劑，每日一劑，每劑分二次內服。

歌訣：

茵陳化瘀消肝癥，厚樸半夏配豬苓，

健脾滲濕生薏米，赭石平肝會引經。

80號方　硇砂煎丸

組成：硇砂十克，黑附子三十克，（炮去皮臍），補骨脂三十克（炒），木香十克，華蕟三十克。

方解：硇砂是天然氯化銨、氯化鈉、鐵、鎂、硫、硫酸的結晶體。別名北庭砂。據《本草綱目》的記載：氣味鹹苦，辛溫有毒，破結血，消積聚，去惡肉，生好肌，爛胎，止痛，下氣除腐爛。主治惡瘡腐肉，消肉積。治療噎膈、癥瘕、積痢、骨哽，除痣黶疣贅。《丹房鑑源》，硇砂有大毒，有沉冷之疾，則可服之，疾減便止，多服則成壅塞癰腫。雖治婦人丈夫羸瘦積病，血氣不調，腸氣，食欲不消，腰腿冷痛，痛痺，痰飲，喉中結氣，反胃吐水，大益陽事，補水臟，暖子宮，但使用硇砂時，劑量必須審慎，孕婦尤忌內服，為君藥。補骨脂為豆科植物補骨脂成熟果實，補腎壯陽，固精縮尿，溫脾止瀉，含多種呋喃香豆精類、二氫黃酮、豆甾醇等，實驗證明對小鼠S180有較強抑制作用，可謂扶正驅邪雙重作用。協助硇砂抗癌為方中臣藥，方中黑附子辛熱有毒，回陽救逆，散寒止痛，華蕟辛熱，溫中止痛，二藥在本方中為佐葯。木香性溫，舒肝理氣為使藥。

功效：破結，消積，去腐生肌，補腎助陽，散寒化堅。

主治：肝癌、食道癌、胃癌、腸癌、子宮肉瘤。

用法：先將硇砂用水一盞，將其化開，於甕內熬乾為末，放在附子甕內，再用碗扣上裝附子皮末的甕口，用麥粉漿裹好，約半指厚，柴火慢慢燒勻呈黃色，去麵粉，同餘藥為細末，醋調為糊，做梧子大小藥丸，備用。每服十五至三十丸，每日二次，生薑湯送下。

注意：硇砂腐蝕力較強，病灶潰瘍型慎用。

歌訣：

硇砂性烈除惡瘡，骨脂補腎服之良，
佐以華蘐黑附子，引經舒肝貴木香。

81號方　溫肝消癥丸

組成：烏頭八十克（炮），蜀椒十五克，肉桂十五克，乾薑十五克，吳茱萸十五克

（湯浸七日），皂莢十五克，人參十五克，茯苓十五克，厚樸十五克，桔梗十五克，黃芩十五克，紫菀十五克，菖蒲十五克，柴胡十五克。

方解：烏頭為毛茛科川烏或草烏的塊根。主要成分為烏頭鹼類生物鹼。抗癌藥理，烏頭（由川烏和草烏）提取物製備注射液對小鼠肝癌實體瘤的抑制率為47.77～75.38%（P＜0.01）。烏頭提取物以二百微克／毫升時，能抑制所有存活可增殖的胃癌細胞。對小鼠肉瘤—180有抑制作用，抑制率隨劑量增加而提高。體外實驗證明，可抑制胃癌細胞的有絲分裂，為君藥。方中蜀椒、肉桂、乾薑、吳茱萸、皂莢等五味藥性辛溫散寒，溫中補陽，化滯散結協助烏頭抗癌為臣藥。人參、茯苓、厚樸、桔梗、紫菀、菖蒲等六味藥甘溫健脾補氣及苦溫降火，化痰醒脾調理肝胃為佐藥。柴胡與黃芩為和解少陽經小柴胡湯的主藥，是治療肝病的代表方選為使藥。

功效：溫陽散寒，化滯消癥。

主治：肝癌、食道癌、胃癌、胰體癌、淋巴瘤、骨肉瘤。

用法：上藥共為細末，煉蜜為丸，如梧桐子大。備用。每日三次，每次五丸，白開水送下。服藥過程中若無發熱反應，可逐漸加量至每日五十丸。六十天為一療程。

歌訣：

溫肝化癥桂烏頭，吳薑椒皂樸癌瘤，

茯苓桔參菖芩菀，引經選方小柴胡。

82號方　馬錢消癥丸

組成：炙馬錢子四克，赤練蛇粉四十五克，水蛭五克，炙全蝎六十克，炙蜂房一百二十克，炙別甲五十克，牡蠣二十克，半邊蓮十五克，炙乳香二十克，炙沒藥二十克，代赭石三十克，生黃芪二十克，北沙參五十克，炒蒼朮十五克，鈎藤十五克，木香十克，香附二十克，佛手花十五克，陳皮十五克。

方解：馬錢子為馬錢科馬錢屬植物馬錢及長籽馬錢的成熟種子，別名番木鱉。主要成分，種子中含生物鹼類：番木鱉鹼（即士的寧）、馬錢子鹼、番木鱉冷鹼、偽番木鱉鹼、偽馬錢子鹼、綠原酸、脂肪油及蛋白質類。臨床藥理，通經絡，消結腫，止疼痛，活關節。動物實驗證明，對小鼠S180及白血病細胞有抑制作用。能興奮脊髓，提高其反射能力，興奮延髓及興奮大腦皮層，加快呼吸、視、聽、嗅覺過敏，同時提高橫紋肌、平滑肌及心肌的張力，促進消化液分泌。大劑量時，可致強直性驚厥。此外，對噬血流感桿菌及皮膚致病真菌有抑制作用，並有顯著的鎮咳祛痰作用。方中乳香、沒藥、香附、蒼朮，活血化瘀，補氣健脾，脾主四肢，通經活絡有助馬錢子助陽之功，組成方中君藥組。半邊蓮、代赭石、生牡蠣、炙別甲，清熱解毒，鹹寒軟堅，補腎壯骨，為臣藥組。赤練蛇、全蝎、蜂房、水蛭、鉤藤，甘咸息風，平肝潛陽，鎮痙，抗癇，抗風濕合用，生黃芪、北沙參、木香、陳皮，補氣滋陰，潤肺和胃剋制馬錢子興奮過強之副作用，為本方佐藥組。香附、佛手花，舒肝理氣，活血通經為方中使藥組。

功效：活血通絡，散結止痛，疏肝化瘀，消癥抗癌。

主治：肝癌、胃癌、腸癌、食道癌、脊髓腫瘤、肺癌、皮膚癌、白血病。

用法：以上藥物，共研細末，水泛為丸，綠豆大，每日二次，每次二克，內服。

注意：1、馬錢子為劇毒藥，不宜過量。

2、中毒搶救用巴比妥類藥物鎮靜，不可用嗎啡類藥品。

歌訣：

馬錢消癥沒乳香，蛇蝎蜂鱉蠣赭蒼，

半邊沙芪鈎佛手，陳皮香附配馬蝗。

83號方　八月化瘀湯

組成：八月扎三十克，地膽草三十克，黨參十五克，茯苓三十克，車前子三十克，神曲十五克，炒麥芽十二克，焦山查十五克，沉香曲十二克，烏藥十克，降香十五克。

方解：八月扎為木通科植物木通，三葉木通或白木通的果實，別名木通子、八月瓜，果實中主要成分為糖類。臨床藥理，性寒無毒，舒肝理氣，活血止痛，消瘤癖腫塊，抗癌藥理對小鼠S-180、肉瘤—37有抑制活性的作用，對JTC-26抑制率為50～70%，協同地膽草為君藥組。地膽草為菊科地膽草屬植物白花地膽草。全草含半倍萜烯丙酯、地膽草吐品、地膽草亭，正品地膽草有生物鹼、黃酮甙、酚類、氨基酸的反應。臨床藥理，地膽草吐品對瓦克癌肉瘤、淋巴細胞白血病—120、淋巴細胞—388有抑制作用，地膽草對WM有效，國外用其同屬植物高苦地膽動物實驗也證明有抗癌作用，用噬菌體說明地膽草（正品）有抗噬菌體作用，提示有抗癌活性的作用。方中黨參、白朮、茯苓、車前子為補氣健脾四君子湯，為治肝虛實脾之理，用車前子取代甘草，用意為通便利水，消脹利氣是去甘草之甘緩減少方中藥力之功，為方中臣藥組。烏藥、沉香、降香舒肝理氣，降逆止嘔，下氣消脹並防其四君湯補中滯氣之弊，為方中佐藥組。神曲、麥芽、焦山查，疏肝健脾，消導和胃為引經使藥組。

功效：舒肝健脾、活血化瘀。

主治：肝癌、胃癌、食道癌、肺癌、淋巴瘤、絨毛膜上皮癌。

用法：水煎劑，每日一劑，每劑分二次內服。

歌訣：

化瘀地膽八月扎，神曲山查焦麥芽，

參苓朮車沉降香，烏藥利氣臌脹佳。

84號方　白蛇消癥湯

組成：白花蛇舌草三十克，蛇莓三十克，龍膽草三十克，丹參三十克，鬱金三十克，當歸三十克，蟅蟲十克，乾蟾十五克，黃芪四十克，女貞子三十克，茵陳二十克。

方解：白蛇六味為本方君藥組，臨床總結對肝癌有效率73%，顯效率56%；白血病緩解率76%，完全緩解率41%，對中晚期惡性腫瘤均有減輕症狀，改善體質，延長生存期，提高生存質量的效果。

實驗研究表明：用該藥作用小鼠肝癌腹水型癌細胞的增殖，有明顯的抑制作用，抑制率可達87.35%，P值 < 0.001，效果非常顯著，對L1210白血病小鼠，給藥組比對照組生命延長率為242%，其中40%的白血病小鼠存活二個月以上，達到治癒的水平。另一組藥理實驗結果，對小鼠艾氏腹水癌抑制率63.5%，S180（肉瘤）抑制率35.9%，U14（宮頸癌）抑制率43.2%，Lewis肺癌44.3%，並有明顯的抗肺轉移作用。

該藥毒理實驗結果：小鼠的LD50（半數致死量）為144.6±4.1g/kg體重給的生藥量。在急性、亞急性、慢性試驗中均未見到明顯毒性。

該藥在抗癌機理研究表明：

1、具有抑制磷酸二酯酶和$Na^{+}-K^{+}-ATP$酶的活性作用。而使細胞內的（AMP）的水平提高，抑制癌細胞生長增殖。

2、對小鼠腹腔巨噬細胞的吞噬功能有明顯促進作用。

3、對C57BL小鼠的Lewis肺癌有抗轉移作用，並有直接殺傷癌細胞作用。

4、對L1210白血病小鼠細胞的DNA與RNA合成有明顯的抑制作用。

蟅蟲為鱉蠊科昆蟲地鱉或姬蠊種昆蟲赤邊水蟅的雌蟲合體，別名地鱉蟲、土鱉蟲、土元等，抗癌藥理，用美蘭法體外實驗表明，地鱉蟲浸膏有抑制白血病患者的白細胞作用，能抑制人肝癌、胃癌細胞的呼吸。《本草經》血積癥瘕，破堅，下血閉。臨床有人用生土鱉炖服，治胃癌、肝癌、鼻咽癌，總有效率達66.7%。乾蟾中華大蟾蜍乾燥全體，蟾蜍含蟾蜍毒素、華蟾蜍素及其次素、乙酰華蟾蜍素、甾醇類、5—羥基吲哚膽碱、精氨酸、烏本甙、辛二酸、蟾蜍碱、蟾力蘇、蟾酥中的甾體化合物。臨床藥理，解毒消腫，通竅止痛，強心利尿，蟾毒內酯類有明顯抗癌作用，在體外能抑制人卵巢腺癌、顴上下頜未分化癌、間皮瘤、胃癌，脾肉瘤，肝癌等腫瘤細胞的呼吸。動物實驗表明，華蟾蜍毒素、華蟾蜍次毒，均有較強的抗癌作用。蟾蜍皮對小鼠移植性的U14及Ec細胞的生長有抑制作用，蟾蜍皮製劑對小鼠S180及兔BP瘤亦有抑制作用，對呼吸心臟用藥過量中毒時有麻痺現象，經煮沸的蟾蜍則大大降低毒性。蟅蟲與蟾蜍合用有助於白蛇六味抗癌之功為本方臣藥。方中黃芪性溫，收汗固表，托瘡生肌，氣虛莫少。女貞子味甘苦，性涼滋補肝腎，清肝明目，二藥合用，補氣滋陰，增強機體免疫功能，提高抗癌能力，為方中佐藥。茵陳芳香化濁，清肝退黃為方中使藥。

功效：利濕化瘀，解毒削堅，破積消癥。

主治：肝癌、食道癌、胃癌、胰頭癌、鼻咽癌、白血病、淋巴瘤。

用法：水煎劑，每日一劑，每劑分二次，內服。

歌訣：

白蛇六味消肝癥，蟅蟲蟾蜍善協同，
茵陳利濕黃芪補，滋陰清熱女冬青。

85號方　加味膈下逐瘀湯

組成：地龍三十克，山甲十克，桃仁十克，丹皮二十克，赤芍二十克，烏藥十克，元胡十克，川芎十克，五靈脂十克，紅花十克，香附十克，當歸三十克，枳殼十克，甘草十克。

方解：地龍為巨蚓科動物，亦指毛蚓或正蚓科動物背暗異唇蚓等的全體。別名蚯蚓、土龍、寒蚓等，各種地龍（即蚯蚓）含蚯蚓解毒碱、蚯蚓素及多種含氮物質（氨基酸、膽碱等），尚含一種自體溶解酶，在PH8.0～8.2時，能使自體溶解。抗癌藥理，蚯蚓提取物在美蘭法中，對人結腸癌、肝癌細胞有效。還能誘導噬菌體的產生。地龍熱水提取物對JTC-26抑制率為50～70%，穿山甲為鯪鯉科動物鯪鯉的鱗甲，別名川山陽。含穿山甲碱，有抗白血病的作用。與銀花、公英相配有抗乳突狀癌細胞活性的作用，地龍與山甲合用臨床治療肝癌、淋巴瘤、乳腺癌有顯著效果，因此選為本方君藥組。配以《醫林改錯》中的膈下逐瘀湯活血祛瘀，行氣止痛加強抗癌作用。方中桃仁、紅花、川芎、五靈脂活血散瘀，烏藥、香附理氣逐瘀，丹皮赤芍清肝涼血解毒，當歸養血，元胡止痛，均為逐瘀臣藥組。甘草味甘，調和諸藥，炙則溫中，生則瀉火為佐藥。枳殼舒肝和胃為引經使藥。

功效：破堅散結、活血逐瘀，消癥抗癌。

主治：肝癌、胰腺癌、脾肉瘤、淋巴瘤、子宮頸癌、骨肉瘤。

用法：水煎劑，每日一劑，每劑分二次內服。

歌訣：

清化膈下逐瘀湯，加入地龍抗癌強，
山甲破癥削積聚，古方新用除腫瘍。

86號方 三棱削癥丸

組成：三棱三十克，莪朮三十克，澤漆三十克，大黃三十克，巴豆三十克，訶黎勒十克，生薏米三十克，茵陳二十克。

方解：三棱為黑三棱科植物黑三棱或小黑三棱，藥用塊莖。沙草科植物荊三棱亦作本品使用稱京三棱。抗癌藥理，動物體內篩選，對腫瘤生長有抑制作用。（實驗所用品種為黑三棱），莪朮與三棱臨床常以同性同功的藥對使用，本方配為君藥組。莪朮為薑科薑黃屬植物，含莪朮醇與莪朮酮具有抗癌活性已被實驗與臨床證實並廣泛應用治乳腺癌、甲狀腺癌、宮頸癌，取得滿意效果。方中澤漆為大戟科大戟屬植物澤漆的全草，別名貓眼草、五朵雲、五鳳草、燈台草、爛腸草等。含溶血性皂甙澤漆素、黃酮類化合物、大戟乳脂、麥芽糖鈣及少量丁酸。臨床藥理，逐水消腫，散結殺蟲。動物實驗證明，對小鼠S180、S37、L16等瘤株有抑制作用。對結核桿菌也有一定的殺菌能力。對家兔實驗性發熱，有退熱作用，與逐水消腫清血中濕熱之巴豆，大黃有協同作用，故此組成為本方臣藥組。訶黎勒即訶子，為使君子科植物，藥用果實，幼果（藏青果）及葉、核等。別名隨風子。果實含大量鞣酸（23.6～37.36%）尚含苯草酸、奎定酸、果糖、氨基酸、番瀉甙等。抗癌藥理，體外實驗，其熱水提取物，對JTC-26抑制率100%，乙醇提取物，抑制率亦是100%，體內實驗，對小鼠SI80的抑制率，熱水提取物為29.9%，乙醇提取物為7.6%，本品對小鼠艾氏腹水癌和梭形細胞肉瘤有抑制活性的作用。與生薏米滲濕健脾，解毒抗癌合用為方中佐藥。茵陳芳香化濁，清肝退黃為使藥。

功效：削堅破積，散結化癥。

主治：肝癌、食道癌、喉癌、腸癌、白血病、骨肉瘤、淋巴瘤。

用法：共為細末，醋糊為丸，如綠豆大，每日三次，每次服三至七丸，空服米湯送下。

歌訣：

三棱消癥莪澤漆，巴豆大黃生薏米，
收神斂氣訶黎勒，茵陳引經方最宜。

87號方　大黃䗪蟲消癥煎

組成：大黃十克，䗪蟲十克，虻蟲十克，水蛭六克，蠐螬六克，黃芩十克，乾漆十克，桃仁十克，杏仁十克，芍藥二十克，地黃十克，甘草十克，薏苡仁三十克，三七二十克，柴胡十克。

方解：大黃䗪蟲丸為張仲景《金匱要略》的經方，主要功用為祛瘀生新。主治：五勞極虛，形體羸瘦，腹滿不食，肌膚甲錯，兩目黯黑者。用大黃逐瘀攻下，䗪蟲攻化積血，桃仁、乾漆、蠐螬、水蛭、虻蟲助以活血通絡，大黃、黃芩清肝瘀熱，桃仁、杏仁以潤燥結，地黃、芍藥養血滋陰，甘草調和諸藥。諸藥合用，祛瘀血，清瘀熱，滋陰血，潤燥結。即尤在經《金櫃心典》所說：「潤以濡其乾，蟲以動其瘀，通以去其閉」

之意，與肝病癥瘕，膨脹病機雷同，若加抗癌之品，三七、薏苡仁，止血止痛，健脾滲濕，佐其過，助其功，柴胡舒肝和脾引經以舉藥力達於病位，加強療效。

關於薏苡仁、三七略加介紹。薏苡仁為禾木科薏苡仁屬植物薏苡的種仁，別名苡米、苡仁米、溝子米。主要成分含脂肪油、薏苡仁酯、薏苡內脂、（薏苡素）氨基酸類、（穀氨酸、精氨酸、賴氨酸、酪氨酸），尚有多種糖類及豆甾醇、B-、r-谷甾醇等。臨床藥理，健脾利濕，清熱排膿，動物實驗證明，對小鼠S180、YAS癌株有抑制作用，薏苡仁酯對小鼠U14、EC細胞亦有抑制作用，對大、小鼠實驗，都表現有解熱鎮靜，鎮痛作用。三七為五加科人參屬植物，藥用塊根，含有多種皂甙。抗癌藥理，熱水提取物有很強的抑癌效果。對JTC-26，體外實驗抑制率90%以上。體內實驗對小鼠S180有抑制作用，三七多糖以二點五毫克／公斤體重口飼給移植肉瘤小鼠二周後腫瘤縮小，五周後消失。並有抗噬菌體的作用，因此本方以大黃蟅蟲丸為君，以薏苡仁為臣，以三七為佐，以柴胡為使。

功效：祛瘀生新，通閉消癥。

主治：肝癌、食道癌、胃癌、腸癌、骨肉瘤、多發性骨髓瘤、白血病。

用法：水煎劑，每日一劑，每劑二次，內服。

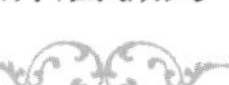

歌訣：

大黃蟅蟲消癥煎，癥瘕積聚腹中填，
三七薏米抗癌藥，柴胡引經並舒肝。

88號方　芫花圓

組成：芫花一百三十克，三棱一百二十克，莪朮一百二十克，苡米一百二十克。

方解：芫花為瑞香科瑞香屬植物，藥用花蕾、葉、根。其同科植物，黃芫花亦作芫花用。化學成分：花含黃酮甙、芹素、谷甾醇、苯甲酸及刺激性油狀物，根皮含B-谷甾醇、芫根甙及黃色結晶性物質，具有抗癌活性的成分為芫花烯。抗癌藥理，芫花的揮發油水溶液注射於直腸癌瘤體局部，可見腫瘤迅速壞死。芫花的甲醇提取物對淋巴性白血病—388有明顯抑制作用，藥理功用為瀉水逐飲，祛痰止咳，外用殺蟲療惡瘡，內治大腹水臌，胸脅積液。三棱為黑三棱科植物的莖塊，破血祛瘀，行氣止痛，化飲散結，破癥積聚。莪朮為薑科多年生草本植物莪朮的根莖，破氣破血，行氣止痛，癥瘕積聚，體內包塊與三棱合用協同奏效，以上三藥均有抗癌作用，加入生薏仁健脾扶正，防其藥力過猛，損耗正氣，但薏仁亦有較強之抗癌作用，早已被動物實驗與臨床病人證實。故而，芫花逐水，祛瘀散結為君，三棱破血逐瘀為臣，生薏仁健脾扶正，滲濕抗癌為佐，莪朮化瘀削堅，善消癥瘕積聚為使。

功效：逐水祛瘀，化痰削堅。

主治：肝癌、食道癌、胃癌、成骨肉瘤、淋巴瘤。

用法：統將上藥置入磁器缸以米醋五百毫升浸入，封口後以文火煅其質乾為度，取出三棱、莪朮、薏米剩下芫花與餘醋炒之，令其微焦存性，全藥合之焙乾為度，研末以醋為丸如綠豆大，每日二次，每次十五丸，薑湯送服。

歌訣：

胸腹積液芫花圓，三棱莪朮削癥堅。
健脾滲濕生薏米，配合補中益氣丸。

89號方　五靈化瘀圓

組成：五靈脂三十克，水蛭三十克，蜣蜋三十克，僵蠶三十克，全蝎三十克，蜈蚣三十克，守宮三十克，乾蟾皮三十克。

方解：五靈脂為鼯鼠科動物複齒鼯鼠的糞便。活血止痛，溫經止痛，化瘀止血。苦泄溫通入肝經，是一味治療血滯諸痛的要藥。常配以蒲黃為失笑散，配以延胡、香附、沒藥為手拈散，治以胸腹瘀血疼痛。水蛭為水蛭科動物螞蟥其性是：氣味鹹苦，有毒。逐惡血、瘀血，經閉，破癥積聚，利水墮胎，含抗凝血的水蛭素，減少血液凝固力，主治肝癌、子宮癌、胰腺癌，及體表腫瘤。蜣螂別名蜣蜋，其性能是：氣味鹹寒，有毒，含蜣螂素。主治癲癇瘈瘲，賁豚，惡瘡、骨疽瘡。香港張氏用於食道癌、胃癌、腸癌、肝癌顯效。以上三味活血化瘀，解毒止痛，削堅藥為君藥組。守宮、蟾皮解毒化瘀，通利開竅為臣藥組。僵蠶、全蝎平肝潛陽，息風鎮驚為佐藥組。蜈蚣熄風鎮痙，解毒消腫，通達肝經為使藥。

功效：活血化瘀，消癥止痛。

主治：肝癌、食道癌、胃癌、白血病、骨肉瘤。

用法：以上諸藥，共為細末，水泛為丸，每日二次，每次三克。

歌訣：

五靈化瘀圓螞蝗，僵蠶全蝎蚣蜣螂，

強心抗癌乾蟾皮，守宮散結消腫瘍。

90號方　剋堅化瘀酒

組成：急性子一百克，水紅花子一百克。

方解：急性子為鳳仙花科鳳仙花屬植物鳳仙花的種子。別名鳳仙花、透骨草。含有皂甙、脂肪油，油中含鳳仙甾醇、杷荏酸、帕靈銳酸、槲皮素、黃酮類化合物、揮發油、氨基酸、蛋白質及多糖類。臨床藥理活血通經，軟堅消積，體外實驗，對胃淋巴瘤細胞表現敏感，對小鼠S37有抑制活性的作用，水煎液對金黃色葡萄球菌、溶血性鏈球菌、綠膿桿菌、痢疾桿菌、傷寒桿菌均有不同程度的抑制作用。水紅花子為蓼科蓼屬植物一年生草本藥用果實。性寒味苦，破血消痞塊積聚，療婦人石瘕症，抗癌藥理，體外實驗，本品對腫瘤細胞有抑制作用。體內實驗用本品煎劑，或石油醚提取物連續十天灌胃給荷瘤小鼠，表明對艾氏腹水癌（腹水型、實體型）和肉瘤180有一定的抑制作用。急性子與水紅花子二藥共性均有活血通經，破血消堅功效，抗癌實驗同時見到在體內、體外對癌細胞有抑制作用，在臨床治療方面，古今文獻記載均有治療癥瘕積聚的實例，兩味藥物結合相輔相承，組成有效方劑。

功效：活血化瘀，消堅散結。

主治：肝癌、胃癌、食道癌、子宮肉瘤、淋巴瘤、骨肉瘤。

用法：將上二味淨為細末，高粱酒一千毫升，浸泡七天，埋於地下。備用。每日三次，每次十毫升，飯後時呷服，不能飲酒者用水一千毫升，同本劑熬膏內服。

歌訣：

剋堅化瘀酒抗癌，水紅花子力能排，

鳳仙花果消腫塊，活血止痛亦悠哉。

91號方　墓回頭丸

組成：墓回頭一百八十克，三棱一百五十克，莪朮一百五十克，陳皮一百五十克，胡椒三十克，乾薑三十克。

方解：墓回頭為敗醬科敗醬屬植物異葉敗醬或選葉敗醬的根或全草。別名回頭草、追風箭、虎牙草。主要成分含有揮發油類物質。臨床藥理，清熱燥濕，止血消腫，動物實驗證明，對小鼠EC細胞有破壞作用，給小鼠灌胃對艾氏腹水癌療效顯著。尤以腹腔注射療效更好。腫瘤抑制率達82%，尚可使小鼠實體型、腹水癌、局部腫塊變硬變乾，從基底部脫落，潰瘍面逐漸修復，為君藥。三棱、莪朮，破血逐瘀，理氣消癥，軟堅散結，主治癥瘕積聚，實性腫塊，為方中臣藥。因墓回頭性寒味苦，剋傷脾胃陽氣，故選用散寒溫腎，回陽救逆的胡椒，乾薑為佐藥，且有溫補肝腎，消壅散結之功。陳皮，青皮健脾和胃，化痰舒肝為方中使藥。

功效：燥濕消腫，化瘀散結，回陽救逆。

主治：肝癌、食道癌、胃癌、胰腺癌、膀胱癌。

用法：全方諸藥共為細末，醋煮麵糊為丸，梧桐子大。每日三次，每次五至七丸，

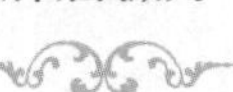

白開水送服。

歌訣：

回陽救逆墓回頭，三棱莪朮削腫瘤，

乾薑川椒驅寒痺，青皮陳皮調中州。

92號方 抗癌逍遙飲

組成：柴胡十克，當歸二十克，鬱金二十克，白芍二十克，蘇梗十克，川樸十克，山豆根十克，白花蛇舌草三十克，新癀片三克（廈門中藥廠出品）。

方解：本方繼承《太平惠民和劑局方》逍遙散的方劑中主要藥物，柴胡、白芍、當歸又加入抗癌藥物。原方義為疏肝解鬱，健脾養血。用於兩脇作痛，頭痛目眩，口燥咽乾，神疲食少，月經不調，乳房作脹等。具有保肝，抗炎鎮痛，鎮靜等功效。本方白花蛇舌草、山豆根為君藥。白花蛇舌草為茜草科耳草屬植物白花蛇舌草及同屬植物水線草的全草。別名蛇舌草、蛇針草、蛇總管、二葉葎、白花十字草、尖刀草、甲猛草、龍蛇草、仙鶴草。含有生物鹼、蛇舌草素、強心甙、黃酮類、蒽醌類、香豆精等。從中乙醇提取物可分離得三十一烷、烏索酸、土當歸酸、豆甾醇、B-谷甾醇-D-葡萄糖甙、對香豆酸等。藥理作用：清熱解毒，利尿消腫，活血止痛。體外實驗，有抑殺肝細胞及噬菌體作用。體內實驗對小鼠S180有明顯抑制作用。能使瘤細胞核分裂，特別是有絲分裂顯著受到抑制，瘤體變性壞死，瘤組織周圍有淋巴細胞及中性粒細胞浸潤，淋巴結及肝、脾中網狀內皮系統增生，網狀細胞增生肥大，胞漿豐富，吞噬活躍，淋巴結、肝、脾等組織中嗜銀物質呈致密化改變，亦能增強白細胞的吞噬功能，實驗研究，平板法體外篩選對人體肺癌細胞有抑制，對急性淋巴性、粒性白血病細胞，及子宮頸癌細胞有一定的抑制作用。此外尚可增強小鼠腎上腺皮質功能。臨床已廣泛的用於各種腫瘤，尤其是消化系統腫瘤、淋巴系統腫瘤和白血病。山豆根為豆科槐屬植物柔枝槐和防巳科蝙蝠葛屬植物蝙蝠葛的根和根莖。前者稱廣豆根，後者稱北豆根，廣豆根含苦參鹼及黃酮類衍生物，北豆根含生物鹼有蝙蝠葛鹼、粉漢防巳鹼、山豆根諾林。藥理作用清熱利濕，止痛殺蟲。動物實驗證明，本品粗提物及單體生物鹼、苦參鹼、氧化苦參鹼，對小鼠S180、S37、U14和大鼠吉田肉瘤實體型及腹水型、肝癌腹水型均有明顯抑制作用。並能延長生存期，平均60%大鼠可獲得治癒，並在治癒大鼠中發現有腫瘤抗體，此外美蘭試管法證明對白血病細胞有抑制作用，尚對網狀內皮系統功能有興奮作用。毒性試驗，口服LD50為198±14毫克／公斤體重。主要毒性表現在神經系統及心血管系統，少量興奮，大量抑制。臨床應用於肺癌、咽喉癌、食道癌、膀胱癌、白血病等。方中採用新癀片為臣藥，清熱解毒，活血化瘀，有一定抗癌作用。方中鬱金活血化瘀，舒肝抗癌，蘇梗與厚樸芳香理氣，降逆寬腸，健脾舒肝為佐藥，以逍遙散中的主藥（柴胡、白芍、當歸）為使藥。

功效：清熱解毒，活血化瘀，健脾舒肝。

主治：肝癌、食道癌、肺癌、白血病、子宮頸癌。

用法：水煎劑，每日一劑，每劑分二次內服。

歌訣：

逍遙散用當歸芍，鬱金豆根蛇舌草，
活血解毒新癀片，蘇梗厚樸為佐藥。

93號方 百順丸

組成：錦紋川大黃五百克，豬牙皂角五十克（炒微黃）。

方解：錦紋川大黃為蓼科多年生的草本植物掌葉大黃的根和根莖。本品產于四川的優質藥用大黃，別夕錦紋、將軍、川軍。含大黃素和大黃酸、蒽醌類等抗癌藥理，藥用大黃的粗提物皮下注射，對小鼠肉瘤S-37有傷害作用，大黃素對艾氏腹水型癌細胞呼吸有明顯抑制作用。對這種癌的某些氨基酸糖代謝中間產物的氧化和脫氫也有很強的抑制作用，大黃素對小鼠黑色素瘤有明顯的抑制作用，抑制率為76%，大黃酸為艾氏癌腹水型抑制率15%，對小鼠肉瘤-180抑制率為21%，本品中醌類也具有抗癌活性，大黃熱水提取物對小鼠肉瘤180抑制率為48.8%，臨床功用，瀉下攻積，清熱瀉火，活血祛瘀、解毒。豬牙皂角為豆科植物皂莢樹的果實，形扁長者稱大皂莢；其小型果實，呈圓柱形而略扁曲者，稱豬牙皂，同等入藥。本品含黃酮類化合物為黃顏木素、非瑟素及無色花青素，莢果中含三萜皂甙，水解後生成皂甙元，尚有皂莢鹼等有毒成分。臨床藥理，開竅祛痰，活血通乳，排膿解毒，實驗動物證明，對小鼠S180有抑制作用。皂甙具有祛痰作用，在試管內有一定抑菌能力。大黃合皂角伍用，前者苦寒，後者辛溫，其藥性辛開苦降，寒性醫熱症，溫性醫寒症，腫瘤病人，寒熱挾雜，本方辨症，相輔相承，且具有抗癌之功效，諸症可用。

功效：瀉下攻積，活血祛瘀，祛痰開竅，散結化毒。

主治：肝癌、乳癌、肺癌、食道癌、子宮頸癌、卵巢癌、淋巴瘤、腸癌。

用法：上藥共為細末，用水浸蒸為餅後，搗成丸，綠豆大，每次二至三克，每日二次，逐漸增量每次十克。

94號方　天龍化瘀丹

組成：天龍一百克，乾蟾蜍三十克，地鱉蟲五十克，蜘蛛八十克，製馬錢子二十五克，五靈脂十二克，乾漆十二克，火硝三十六克，明礬三十克，丁香五十克，莪朮三十克，仙鶴草二十克，廣鬱金三十克，枳殼六十克。

方解：天龍為蜥蜴類動物全體。常在居室內外牆壁行動又名壁虎、守宮，廣東人稱為鹽蛇。喉頭部有聲帶可以發聲，在遇到危險時，壁虎的尾會自斷，斷尾在離體後，仍然跳動一時方休。供藥用的有乾燥全體，選用時，以色白、體大為佳。根據《本草綱目》的記載：天龍的性能是：「氣味鹹寒，有小毒，平肝息風，鎮驚，破堅，削積，主治中風、癱瘓、手足不舉，或癧節痛及風痙，驚癇，小兒疳痢，血積成痞，癘風瘰癧，瘰蝎螫。善透經絡，入血分祛風。」天龍的體內含豐富的維生素F，治療癌症對此是否有關，尚未確定，但安哥拉有人用鱷魚油治癒三例癌症患者，認為其原理與天龍抗癌相同。在中國有人用天龍焙乾酒服治瘰癧；用天龍、木香、人參、乳香、硃砂為丸治食道癌。泰國民間生吞活天龍加鹹菜葉治癌症；香港張氏用天龍治療食道癌、乳腺癌及宮頸癌，晚期侵犯神經時顯效。方中乾蟾、地鱉蟲、蜘蛛、馬錢子均有平肝息風解毒活血化瘀功能，其抗癌作用已在前方介紹，不再贅敍，因此作為本方君藥組。五靈脂、乾漆、火硝、莪朮為破血削堅，解毒化瘀之品，有助於君藥輔助作用，故為臣藥組。仙鶴草、明礬、丁香、枳殼為收斂止血，解毒理氣和胃之品，為方中佐藥組。廣鬱金，舒肝理氣，活血化瘀為使藥。

功效：平肝化瘀，解毒削癥。

主治：肝癌、食道癌、胃癌、胰體癌、淋巴瘤、白血病。

用法：上藥共為細末，混勻，貯瓶中密封，勿泄氣，每次三克，每日二次，溫開水送下。

注意事項：方中馬錢子有大毒，服六日休一日，若長期服用引起強直驚厥時，濃茶、甘草湯可解，如不解者可服解驚湯：丹參二十克，蚤休二十克、七葉一枝花二十克，八月扎二十克，鬱金二十克，平地木十克，茵陳三十克，娑羅子十克，半枝蓮二十克，老鴉柹根十克，四季青十克，黃連十克，甘草三十克，苦丁茶十克，（此方仍為解毒抗癌）。

歌訣：

蟾蜍天龍化瘀丹，火硝蜘蟞漆馬錢，
莪枳丁香鬱靈脂，仙鶴止血配明礬。

95號方　斑蝥丹

組成：斑蝥二只（去頭足），鮮雞蛋二枚。

方解：芫菁科斑蝥屬昆蟲南方大斑蝥，或黃黑小斑蝥的乾燥全體及其提取物。別名芫菁、羌巴、斑貓、花殼蟲、黃豆蟲。主要成分，斑蝥素、單萜烯類、脂肪、樹脂、蟻酸及色素等。抗癌活性成份為斑蝥素（亦稱芫菁素）。約含1～1.2%，為一酸酐物質，體內部份游離，一部份以鎂鹽形成存在，遇鹼成可溶性斑蝥酸鹽，遇酸又重析出無色斜方形結晶的蝥酸酐，可溶於熱水中。近年中國半合成了羥基斑蝥胺（Ⅱ）及甲基斑蝥胺（Ⅲ），係斑蝥素的羥基（或甲基）酰亞胺衍生物，為白色針晶，無臭而苦味，能溶於熱水及乙醇。其治療指數較斑蝥素高而毒性小。臨床藥理，攻毒蝕瘡，破血散結。動物實驗表明，斑蝥素對小鼠S180及網狀細胞肉瘤有抑制作用，對小鼠腹水型肝癌細胞的核酸和蛋白質合成有嚴重干擾，從而抑制肝癌細胞生長。以小鼠移植瘤進行免疫實驗，對機體免疫機能影響。但大劑量有免疫抑制作用。斑蝥素口服或腹腔注射均易吸收。在胃腸道肝膽中有較高含量。腫瘤組織中含量亦較多，且可維持較長時間，表明對腫瘤有一定的親和力。毒性試驗病變多集中於心、腎、肝，小鼠急性LD50為二十五微克／二十克體重，安全劑量為十五微克／二十克，表明治療量與中毒量相距較近，羥基斑蝥胺的抗癌譜較斑蝥素為廣，而毒性則較小，僅為後者的1/500，本製劑外用能引起充血、發泡、灼痛，經皮膚大量吸收後，亦可引起腎炎或膀胱炎，能刺激骨髓功能，使白細胞增生活躍。

功效：攻毒蝕瘡，破血散結。

主治：肝癌、食道癌、胃癌、直腸癌、乳腺癌、肺癌、皮膚癌。

用法：將雞蛋鑽一小孔，置入斑蝥二只，再用棉紙封口，文火燒熟，去蝥吃蛋。每日二次，連服三日，休四日再服，四周為一療程。

歌訣：

實體腫瘤斑蝥丹，治療肝癌它優先，

民間單方燒雞蛋，合成羥基斑蝥胺。

96號方　海斑膏

組成：海金砂三十克，斑蝥二只（去頭足）。

方解：海金沙子為海金沙科多年生攀援蕨類植物海金沙的成熟孢子。性味甘寒，歸膀胱及小腸經。臨床藥理利水通淋，排石化瘀。海金沙草為海金沙植物的全草，性味與海金沙相似，並能清熱解毒。除用於淋病、水腫外，亦可用於黃疸、癰、腫、瘡毒等。

所以本方選用海金沙的孢子及全草合用對腫瘤病人肝腎病變呈現的腹水、黃疸、尿少者。斑蝥為芫菁科斑蝥屬昆蟲全體，所含斑蝥素為抗癌活性的主要成份。中醫認為攻毒蝕瘡，破血散結，有毒，外用過量皮膚發泡，內服過量，損害腎臟，出現血尿。提取合成的羥基斑蝥胺製劑毒性減少，並製成各種複方。本方為作者本人臨床應用有效驗方。方劑組成以斑蝥主藥（即君藥、臣藥），以海金沙全體（孢子及全草）為輔藥（即佐藥、使藥），即有抗癌、退黃功能，又能通淋利尿，排泄斑蝥的毒性作用。可謂二藥配方，相輔相成，提高斑蝥抗癌功效，呈現增敏作用。

功效：攻毒散結，利尿退黃。

主治：肝癌、肺癌、膀胱癌、子宮頸癌。

用法：文火水煎，濃縮軟膏，每日二次，每次二至三毫升。

歌訣：

攻毒退黃海斑膏，海金孢子海金草，

斑蝥砍頭又削足，減毒增敏服之好。

97號方　兒茶化瘀粉

組成：孩兒茶一百克，三七粉五百克，廣豆根五百克，蜈蚣五十克，蟾酥十克，生黃芪五百克。

方解：孩兒茶為豆科落葉喬木植物兒茶的枝幹及心材煎汁濃縮而成。別名黑兒茶、兒茶膏。另一種為茜草科常綠藤本植物兒茶鈎藤的帶葉嫩枝煎汁濃縮而成。稱方兒茶、棕兒茶，性味苦、澀、涼。收濕斂瘡，生肌止血。用於濕瘡流水、潰瘍不斂、牙疳、口瘡、下疳，以及外傷出血等症。伍用抗癌之品對癌性瘡面、糜爛、潰瘍及放療輻射引起之局部損傷有良好療效，與三七合用，止血，收斂，生肌化腐，抗癌為君藥。廣豆根、蟾酥、蜈蚣解毒清熱，化瘀抗癌為臣藥。生黃芪性甘溫，收斂固表，托瘡生肌，補中益氣為佐藥。兒茶即是君藥，又能引經肝肺，作為使藥。

功效：收斂止血，清熱除腐，抗癌止痛。

主治：肝癌、肺癌、鼻咽癌、白血病。

用法：諸藥共研細末，備用。每日三次，每次二克。

歌訣：

抗癌兒茶化瘀粉，蜈蚣蟾酥廣豆根，
三七止血潔瘡面，黃芪補中治其本。

98號方　雙半煎

組成：半枝蓮三十克，半邊蓮三十克，黃毛耳草三十克，生苡米三十克，天胡荽六十克。

方解：半枝蓮為唇形科黃芩屬植物半枝蓮的全草。別名並頭草、牙刷草、狹葉韓信草、四方馬蘭。全草含生物鹼、黃酮甙、甾體、酚類及鞣質等。臨床藥理，清熱解毒，利尿消腫。動物實驗表明，對小鼠S180有明顯抑制作用。對家兔有降低血壓作用，乙醇提取物給狗靜注，降壓而不減心率。對豬毒性較大，食之則病，故有豬殃殃之名。半邊蓮為桔梗山梗菜屬植物半邊蓮的全草。別名半邊花、細米草、長蟲草、蛇脷草、急解索。含有多種生物鹼，主要有：山梗菜鹼、山梗菜酮鹼、異山梗菜酮鹼及皂甙、黃酮、氨基酸等。臨床藥理，清熱解毒，利尿消腫，動物實驗證明，對小鼠S37有明顯抑制作用。體外抑菌試驗對金色葡萄球菌、傷寒桿菌、痢疾桿菌、綠膿桿菌等亦有一定抑制作用，此外，尚有利尿止血及解除蛇毒作用，為君藥。黃毛草為茜草科植物，藥用全草，別名石打穿、地蜈蚣、含傘花耳草素、二萜酸類化合物，抗癌藥理，體外有抗癌活性，體內對小鼠UI4有抑制作用。具有清熱解毒，利尿止血功效。為輔助以上半枝蓮、半邊蓮君藥組協同藥物為臣藥。生苡米，滲濕利尿，健脾和胃為佐藥，天胡荽辛溫香竄，內通肝脾，外達四肢，能辟一切不正之氣為使藥。

功效：清熱解毒，利尿消腫，健脾滲濕。

主治：肝癌、胃癌、白血病、淋巴瘤、乳腺癌、下頜腺癌、甲狀腺癌、子宮頸癌、前列腺癌。

用法：先用冷水浸泡六十分鐘，濃煎二百毫升，每日二次，每次一百毫升。

歌訣：

解毒利尿雙半煎，半枝蓮合半邊蓮，

黃毛耳草生苡米，香菜胡荽善舒肝。

99號方　黛金錠

組成：紫金錠十八克，青黛三十六克，牛黃十五克，野菊花十五克。

方解：紫金錠來源於明代《外科正宗》，其主要成份為紅大戟、山茨菇、千金子、麝香、雄黃等。本品含毒性成份較多，加入糯米糊，用模具壓製成錠劑，內治暑濁穢濁，悶亂煩燥，外治疔毒惡瘡，結核腫痛。具有攻毒散結，消腫除穢之功。本品所含的紅大戟苦寒有毒，而功長於以毒攻毒，山茨菇辛寒有小毒，也可清熱解毒，消腫散結，千金子辛溫有毒，性烈，可攻毒殺蟲。麝香芳香通竅，可內透鬱邪，雄黃解毒殺蟲。以上諸藥，應用於除穢惡，祛痰開竅，氣阻中焦，百用百效。現代科學研究表明，紫金錠有一定抗癌作用。臨床多用於肝癌、胃癌、肺癌、腸癌等症，適用於氣血凝滯，熱毒熾盛，嘔吐腹瀉，神志昏迷者，為本方君藥。青黛為爵床科植物馬藍、豆科植物蓼藍等葉中的乾燥色素。別名靛青、藍靛。主要成份含靛甙、靛玉紅、B-谷甾醇等。靛玉紅是抗癌有效成份，現已製成各種劑型。抗癌藥理，靛玉紅對實驗動物淋巴性白血病—7212小鼠有延長存活期作用。對大鼠瓦克氏癌—256抑制率為4.7～58%，靛玉紅能提高正常或帶瘤動物單核巨噬系統的吞噬功能，青黛能縮短粒細胞的成熟時間，從而使骨髓緩解，達到治療慢性粒細胞白血病的目的，因此青黛在本方中為臣藥。牛黃為洞角科動物牛的膽囊結石。也有山羊、羚羊膽囊中結石，現已合成人工牛黃，含有膽酸、膽甾醇、麥角甾酸、膽紅素、維生素D、Ca、Ee、Cu等元素。抗癌藥理，人工牛黃混懸液，口飼於接種小鼠S180抑制率達60.9%，同批實驗的抗癌製劑喜樹鹼組抑制率為40.8%，本品對肉瘤—37的抑制率，兩批實驗分別為54.3%和72.2%，對艾氏腹水癌（實體型）的抑制率平均為18.9%，具有一定抑制腹水癌細胞分裂功能，但不能完全抑制其生長。本品毒性甚低，對小鼠具有促進紅細胞增生的功能，本身兼有「扶正培本」作用的抗肉瘤型的藥物。此外，牛類膽汁中得到一種不能透析的物質，腹腔注射給豚鼠，能抑制瓦克氏癌－256生長，劑量適當，可使腫瘤廣泛壞死。人工牛黃也有類似作用，因此牛黃即是「驅邪扶正」之品，應作為本方佐藥。野菊花為菊科植物野菊，北野菊或岩香菊的頭狀花序或全草。含有野菊花內酯、苦味素、矢車菊甙、揮發油、維生素A和B等。一般藥理，其水煎劑對孤兒病毒、金黃色葡萄狀球菌、白喉及痢疾桿菌均有抑制作用。抗癌藥理，提熱水提取物，體外實驗對JTC-26抑制率90%以上，以噬菌體法檢測有抗噬菌體作用，提示有抗腫瘤活性的作用。白菊花日本人以熱水提取物進行動物實驗有類似抗癌作用。但野菊花性味苦寒，白菊花，甘寒，均作肝、肺二經，因此皆可作為本方引經藥的使藥。

功效：攻毒散結，消腫辟穢，清熱解毒，殺菌抗癌。

主治：肝癌、肺癌、白血病、淋巴瘤、乳腺癌、骨肉瘤、各種肉瘤。

用法：共研細末，裝入中號膠囊，密封備用。每日二次，每次三粒。

歌訣：

攻毒散結黛金錠，牛黃善清毒熱盛，
野菊消腫兼舒肝，白菊引經更適用。

100號方　龍虎解毒湯

組成：龍葵三十克，虎杖三十克，羊蹄根三十克，半枝蓮三十克，蒲公英三十克，小葉金錢草三十克，薑黃十五克，梔子十克，丹皮十克，大腹皮三十克，厚樸十克，炒萊菔子三十克，茵陳二十克。

方解：龍葵為茄科茄屬植物龍葵植物的全草。別名天茄子、野葡萄、烏鴉眼。含甾體生物鹼、龍葵鹼、茄邊鹼及皂甙元等。臨床藥理清熱解毒，活血消腫，祛痰止咳。動物實驗證明對胃癌有抑制作用。其煎劑對金黃色葡萄球菌、痢疾桿菌、傷寒桿菌、綠膿桿菌有一定抑制作用。尚有提神興奮、利尿止血及升高血糖作用。虎杖為蓼科蓼屬多年草本植物虎杖的根莖和根，別名陰陽蓮、大葉蛇總管。臨床藥理活血定痛，清熱利濕，解毒化痰止咳，治療風濕痺痛、跌打損傷、瘡癰腫毒、毒蛇咬傷等。因此龍葵與虎杖合用，清熱解毒，活血消腫，作為本方君藥組。羊蹄根為蓼科酸模屬植物羊蹄及皺葉酸模或巴天酸模的根。別名牛西西、土大黃、羊舌頭、癬大王等。含蒽醌類化合物、大黃酚、大黃素、大黃素甲醚及糖類、有機酸、樹脂、鞣質、草酸鈣等。臨床藥理，清熱解毒，止血殺蟲。動物實驗證明，對急性單核細胞性白血病及急性淋巴細胞性白血病有抑制作用。蒽醌類使腸管蠕動加快，有峻瀉作用，大黃酚可縮短家兔凝血時間，增強毛細血管抵抗力，促進骨髓生成血小板功能。半枝蓮、蒲公英、金錢草均有清熱解毒，利濕消腫，退黃散結作用。與羊蹄根合用均有輔助本方君藥加強抗癌作用，故此為臣藥組。薑黃活血，梔子清心，丹皮涼血，大腹皮及厚樸理氣消脹，萊服子健脾和胃，皆為調正機體兼有解毒化瘀作用，為本方佐藥組。茵陳利濕退黃，健脾舒肝為使藥。

功效：清熱解毒，活血化瘀，健脾舒肝，退黃抗癌。

主治：肝癌、胃癌、肺癌、白血病、淋巴瘤、多發性骨髓瘤。

用法：水煎劑，每日一劑，每劑分二次內服。

歌訣：

抗癌龍虎解毒湯，羊蹄半枝蒲薑黃，

丹梔金錢茵陳腹，厚樸萊菔調胃腸。

101號方　遇仙丹

組成：黑牽牛子一百二十克，檳榔一百一十克，三棱十克，莪朮十克，茵陳十克，皂角一百克。

方解：牽牛子為旋花科一年生攀援草本植物裂葉牽牛或圓葉牽牛的成熟種子。表面灰黑色者稱黑丑，淡黃色者稱白丑，同等入藥應用。性味苦寒有毒，瀉下逐水，殺蟲，有毒，清胃腸積滯，理腸蟲腹痛，腹水便結者運用。檳榔為棕櫚科植物乾燥成熟的果實，苦寒破滯，辛溫散邪，抗癌藥理，對腹水型肉瘤的小白鼠體內實驗，抑制腫瘤生長率達91.9%，（乙醇提取物）和93.9%（熱水提取物），對JTC-26，體外實驗抑制率為50

～70%，對小鼠肉瘤為50～70%，用Hela細胞單層培養法篩選結果，本品有抗Hela細胞活性作用。本方選用以上二藥古人配成逐水殺蟲的牛榔丸為君藥。伍用破氣化瘀的三棱與莪朮，莪朮實驗表明有較強的抗癌作用，為本方臣藥。茵陳利濕退黃，舒肝和胃即是佐藥也是使藥。本方命名遇仙丹，因臨床肝癌腹水，呼吸困難，心率加速，病呈危象，服用本品之後，二便齊下，腹脹減輕，呼吸、心率明顯改善，病人因得救而提議將本方命為遇仙丹，意思是好像遇到仙人給予靈丹妙藥一般。

功效：逐水破滯，消積化瘀。

主治：肝癌、胃癌、腸癌、膀胱癌、子宮頸癌。

用法：將上藥研成細末，加入皂角一百克煎水二百四十毫升，混合藥末，再濃縮成糊狀，製成綠豆大丸劑，每日二次，每次十克。

歌訣：

牽牛檳榔遇仙丹，肝積脾濕攻當先，

三棱莪朮皂角刺，茵陳退黃兼舒肝。

102號方　白屈化瘀湯

組成：白屈菜三十克，蘇羅子二十克，鬱金二十克，丹參二十克，瓦楞子二十克，蜂房十克，全蝎十克，蛇蛻十克，龜板十克，鱉甲十克，貫眾十五克，大青葉三十克。

方解：白屈菜為罌粟科植物，藥用全草，別名山黃連、土黃連、八步驚，主要含生物碱、黃酮類。鮮植株有濃橙黃色乳汁，乳汁中亦含多種生物碱。抗癌藥理，白屈菜所含的白屈菜碱是一種有絲分裂毒，體外實驗，能抑制纖維母細胞的分裂。白屈菜能延緩惡性腫瘤的生長，對小鼠S180及艾氏癌有抑制作用。白屈菜40%甲醇提取物也有抗癌作用，但能減少毒副反應。白屈菜紅碱有去皮膚疣贅作用，其所含的黃連碱是一種細胞毒成分。白屈菜臨床藥理，活血化瘀，疏肝止痛，清熱解毒。蘇羅子為七葉樹科植物七葉樹或天師栗的果實。別名娑羅子、開心果。疏肝理氣，寬中和胃，治療胸悶、脇痛、胃痛腹脹。以上二味藥物為本方君藥組。鬱金與丹參舒肝化瘀，解毒化癥。蜂房、全蝎、蛇蛻平肝息風，解痙止痛共為方中臣藥組。龜板、鱉甲滋陰補腎，軟堅散結。貫眾、大青葉清肝熱，瀉血毒共為佐藥組。瓦楞子為軟體動物蚶科泥蚶和毛蚶或魁蚶的貝殼。性味鹹平入肝經。藥理為消痰化瘀，軟堅散結，應用於瘰癧癭瘤，癥瘕痞塊。因入肝經散結故為本方引經藥。

功效：止痛化瘀，軟堅散結。

主治：肝癌、乳腺癌、甲狀腺癌、胃癌、肺癌。

用法：水煎劑，每日一劑，每劑分二次，內服。

歌訣：

白屈化瘀止痛湯，蘇羅鬱丹貫蜂房，

蝎蛇龜鱉大青葉，瓦楞消癥肝腫瘍。

103號方　貓人參煎

組成：貓人參三十克，紫杉二十克，活血連三十克，皂角刺三十克，白芷三十克，苦參三十克，雙花三十克，龍膽草三十克。

方解：貓人參為獼猴桃科植物鑷合獼猴桃的根。功用為清熱解毒，應用於麻瘋病、結核型麻瘋結節及神經炎，也治療白帶與癰癤。近年來臨床發現對肝癌有一定療效。與紫杉合用治療肉瘤、白血病見可喜療效。紫杉為紅豆杉科紅豆屬植物，別名東北紅豆杉、米樹、赤柏松。其同屬植物漿果紫杉，也含有抗癌作用的物質。葉中有效成分為紫杉素，金松黃酮，尚含鞣質。莖皮含紫杉醇等。抗癌藥理，紫杉素對淋巴細胞性白血病—388、淋巴細胞性白血病—534有顯著抑制作用，對瓦克氏癌瘤—256有較高的抑制作用，對S180淋巴細胞白血病—1210Lewis肺癌以及人鼻咽上皮癌細胞有一定抑制作用。國外用其同屬植物短葉紫杉進行腫瘤的治療，有一定效果。國內對紅豆杉實驗結果表明，對動物體內腫瘤生長有抑制作用，莖皮中的紫杉酚亦有抗白血病和其他腫瘤活性的作用。本方以貓人參、紫杉為君藥組。皂角刺、白芷辛溫開竅化痰、活血通經，苦參、雙花苦寒，解毒清熱，涼血退黃，共為方中臣藥組。活血連為毛茛科植物鞘柄烏頭的根，辛溫有小毒，功用活血化瘀，治月經不調，跌打損傷及癥積腫物為本方佐藥。龍膽草苦寒降肝火為引經藥，即方中使藥。

功效：清熱解毒，活血化瘀。

主治：肝癌、白血病、淋巴瘤、子宮頸癌、肉瘤。

用法：水煎劑，每日一劑，每劑分二次內服。

歌訣：

清肝解毒貓人參，皂刺白芷合紫杉，
苦參雙花龍膽草，消癥化瘀血連根。

104號方　化瘀犀黃丸

組成：牛黃三克，麝香三克，乳香三十克，沒藥三十克，熊膽三克，三七三十克，人參三十克。

方解：犀黃丸來源於清代《外科證治全生集》。主要成分為牛黃、麝香、乳香、沒藥。牛黃味苦性涼，其氣芳香，苦能清熱解毒，豁痰散結為主藥，輔以麝香辛散溫通，芳香走竄，能通行十二經，既能通諸竅之不利，又可開經絡之壅遏。牛黃得麝香之助則化痰散結之功更大，使壅滯之血氣得以消散；麝香得牛黃之助，則辛溫走竄而無助火毒之弊，而清熱解毒，活血化瘀之力更強。此外佐以乳香通經脈，苦瀉血瘀，辛散氣滯，沒藥散血消腫，定痛生肌，又能活血祛瘀，陳醋調胃氣，令其攻邪而不礙胃。陳酒少量，行氣活血，以助藥性，共為使藥，以上諸藥相配，可奏清熱解毒、化痰散結、活血祛瘀之功效。本方化瘀犀黃丸，重在化瘀消癥，治療肝膽腫瘤或惡性癌症，因此借用傳統犀黃丸為君藥，三七為臣藥，人參為佐藥，熊膽為使藥。三七為五加科人參屬植物，藥用塊根。抗癌藥理，熱水提取物有很強的抗癌效果，體外實驗JTC-26抑制率高達90%以上。體內實驗對小鼠S180有抑制作用，以三七中多糖口飼小鼠，兩周後腫瘤縮小，五周後6/10小鼠腫瘤消失。以噬菌體法篩選抗腫瘤藥物，三七有抗噬菌體的作用。人參為五加科植物，抗癌藥理，人參總甙及多糖部分對小鼠艾氏腹水癌有一定抑制作用。人參甾體化合物，對小鼠肉瘤—180、腺癌—755有抑制作用。人參水浸物體外實驗對JTC-26（人子宮頸癌細胞）抑制率90%以上。而對正常細胞沒有抑制作用。人參與黃芪靈芝等製成複方，對癌細胞抑制率高於單味人參。對患白血病的豚鼠注射高麗參提取物，有效率達99.98%，存活時間是對照組的兩倍。高麗參乙醚提取物，對小鼠S-180、腺癌—755均有抑制作用。近來從人參中提取一種蛋白質合成促進因子(Prostisol)的物質，具有促進核糖核酸、蛋白質、脂質生物合成的作用，能提高機體免疫力，對癌的防治有輔助效果。熊膽為熊科動物黑熊、棕熊的膽，主要產地為雲南及東北，所以有雲膽、東膽之分，二者均同等入藥。由於膽仁的顏色不同，雲膽分金膽、黑膽及菜花膽；東膽分銅膽、鐵膽。雲膽質佳，東膽量大。已知成分，主要含膽汁酸類的金屬鹽、膽甾醇及膽色素。從黑膽中可得約20%的牛黃熊脫氧膽酸，此是熊膽的主要成分。被水解則產生牛磺、熊膽氧膽酸。熊膽又含少量鵝脫氧膽酸，及膽酸。熊脫氧膽酸為鵝脫氧膽酸的立體異構物，乃熊膽的特殊成分，可與其他獸的膽相區別。臨床藥理解痙作用，對小鼠的離體腸管實驗，熊膽解痙作用主要是牛黃熊脫氧膽酸，解毒作用是鵝脫氧膽酸鈉及膽酸鈉合用能增強其解毒作用，熊膽脫氧酸鈉有抗驚厥作用，對心臟影響，小量興奮，大量抑制。主要功能清心火，療諸瘡，平肝退熱，明目殺蟲，鎮驚解毒。

功效：清熱解毒，化痰散結，化瘀消癥。

主治：肝癌、膽囊癌、肺癌、胃癌、白血病、淋巴瘤、乳癌及各種肉瘤。

用法：共研細末，黃米漿為丸，綠豆大，每日二次，每次三克，黃酒送服。

歌訣：

傳統解毒犀黃丸，加入三七化瘀斑，

人參補氣為佐藥，抗癌引經黑熊膽。

105號方 守宮酒

組成：活守宮五條，六十度高粱酒五百毫升。

方解：守宮為壁虎科蜥蜴動物無疣壁虎，及同屬他種壁虎的乾燥全體。別名守宮、天龍、蝎虎、爬壁虎。主要成分含有馬蜂毒樣物質及組織胺、蛋白質等。藥理作用：祛風鎮驚，解毒散結。體外試驗證明，壁虎水溶液對人體肝癌細胞的呼吸有明顯抑制作用。此外，對結核桿菌及常見致病性真菌具有一定的抑制率，並有抗痙厥與溶血作用。臨床應用，消化系統、腫瘤、食道癌、胃癌、肝癌等，亦有用於宮頸癌、肺癌、鼻咽癌、淋巴瘤及腦腫瘤，上海市與啟東縣協作觀察原發性肝癌四十八例，總有效率54%，此外，對小兒驚厥，肺結核、淋巴結結核、骨結核、腎結核、骨髓炎、神經衰弱、頑固性頭痛及視神經萎縮等。高粱酒功能一是溶媒使守宮抗癌有效成分溶於酒內，二是本身功能通經活絡，助藥力達病位，並有解毒之功，所以從方劑組成原則來講，酒即是佐藥又是使藥。

功效：祛風鎮驚，解毒散結。

主治：肝癌、食道癌、胃癌、腸癌、肺癌、子宮頸癌、白血病、淋巴瘤、骨肉瘤。

用法：將活守宮浸入盛高粱酒的磁罈內，埋於地下一米深處七日後。每日三次，每次十毫升。內服。

歌訣：

守宮酒內浸壁虎，高粱美酒盡解毒，
內含蜂毒組織胺，善療肝癌與癰疽。

106號方　蒙古肝癌方

組成：雄黃三十克，預知子三十克，元明粉十五克，血餘炭十五克。

方解：雄黃為含硫化砷的天然礦石，即二硫化二砷（AS2S2）質量最佳者稱為雄精，其次為腰黃或明雄黃。性味辛、苦、溫，歸肝、心、胃經。有解毒殺蟲作用，療癰疽疔瘡，毒蛇咬傷。《本草綱目》記載「療惡瘡，死肌，殺精物惡鬼邪氣，積聚癖氣，飲酒成癖，化腹中瘀血，孕婦忌用。」其藥理，體外實驗對JTC-26抑制率達90%以上，體內實驗，有抗動物腫瘤活性的作用。預知子為木通料木通植物的種子，白木通和木通三種，皆可入藥。其果實又名八月扎。性味苦寒無毒，抗癌藥理，體外實驗對JTC-26，水煎液抑制率為50～70%，體內實驗對小鼠S-180、S-37均有抑制作用。故而本方中雄黃為君，預知子為臣。元明粉含硫化鈉的天然礦物，經精製而成，芒硝結晶體，再用蘿蔔水煎煮冷卻析出，而成去結晶水的白色粉末，為元明粉。可供內服外用，性味鹹苦寒，有瀉下，軟堅，清熱之功用。治療惡瘡。因本品與雄黃在方劑配伍相畏，故為方中佐藥。血餘炭為人髮洗淨之加工品，性味苦平，歸胃、肝經。有止血散瘀、補陰利尿作用。治療肝病不能藏血的諸種血症。故為本方引經藥。

功效：解毒化積，軟堅散結。

主治：肝癌、腦腫瘤、胃癌、腸癌、白血病。

用法：共為細末，裝入大號膠囊，每日三次，每次四粒。

歌訣：

少數民族肝癌方，君藥為首明雄黃，

預知子合元明粉，血餘引經效力強。

107號方　春蠶解毒膠囊

組成：僵蠶三十克，天龍二十五克，地龍二十五克，蛇蛻二十克，蟬蛻二十克，蟑螂十五克。

方解：僵蠶為蠶蛾科昆蟲家蠶的幼蟲感染了白僵蠶後而僵死了的乾燥全蟲。別名天蟲。其體表的白粉含草酸銨，僵蠶的醇水浸出液對小鼠和家兔有催眠作用。動物體內實驗，其醇提物能抑制小鼠肉瘤—180的生長。體外實驗可抑制人體肝癌細胞的呼吸。臨床藥理，解毒、化瘀、活血、通絡為本方君藥。天龍即壁虎為壁虎科蜥蜴動物無疣壁虎的乾燥全體入藥，含有馬蜂樣毒物和組織胺、蛋白質等。藥理作用有祛風鎮痙，解毒散結作用，體外實驗表明對人體肝癌細胞的呼吸有明顯的抑制作用。地龍為巨蚓科環節動物參環毛蚓和縞蚯蚓的乾屍。藥理作用為清熱息風，平喘通絡，利尿化瘀。與天龍合用為本方臣藥。蛇蛻為游蛇科動物黑眉錦蛇，或錦蛇、烏鳳蛇等蛻下的乾燥皮膜。抗癌藥理：本品對動物移植性腫瘤有抑制作用。蟬蛻為蟬科昆蟲的幼蟬羽化時的蛻殼。抗癌藥理：對JTC-26抑制率為100%，同時對人正常纖維性細胞也有抑制作用，抑制率為50%，但臨床證明蟬蛻開始對人正常細胞確實有抑制作用，而用藥五個月後，這種抑制正常細胞作用卻消失了。蟬蛻與蛇蛻同用為本方的佐藥。蟑螂為蜚蠊科昆蟲東方蠊等的全蟲。抗癌藥理，用去翅足的醇提取物，對小鼠肉瘤—180有顯著抑制作用，體外證明對S-180細胞有直接殺滅作用。醇提取物能使小鼠腹腔巨噬細胞的吞噬指數顯著增加。本品藥性歸經鹹寒，去瘀血，破積聚，化癥消堅。歸肝經，故可為使藥。

功效：解毒，平肝，息風，化瘀，通經，消癥，破堅。

主治：肝癌、甲狀腺癌、腦膜瘤、唇癌、唾液腺腫瘤、造釉細胞瘤、急性粒細胞性白血病、淋巴瘤。

用法：共研細末，裝入中號膠囊，每日三次，每次三粒。內服。

歌訣：

春蠶解毒裝膠囊，天龍地龍配蟑螂，

蟬蛻蛇蛻破積聚，諸般腫物服之良。

108號方　美登雞蛋湯

組成：美登木二十克，核桃皮枝十五克，金蓮花十克，白菊花十克，雞蛋三枚。

方解：美登木為衛茅科美登木屬植物雲南美登木及同屬植物廣西美登木、密花美登木的莖桿。主要成分從美登木乙酰提取物中分離得到抗癌活性成分美登素的化學結構已經清楚。藥理作用，活血化瘀，抗癌消炎。動物實驗證明，用美登木的乙醇提取物對人鼻咽表皮樣癌KB細胞組織培養有很強的抑制力，對小鼠S180、EC、Lewis肺癌、L1210白血病、P388白血病、黑色素瘤B18，及大鼠WK256、吉田肉瘤、吉田腹水瘤等均有明顯抑制作用。對小鼠成腦室膜細胞瘤的作用尤為突出，生命延長率大於440%。本製劑的抗瘤譜廣，有效劑量小，體外實驗顯示直接的抑制細胞作用，對KB細胞的半數有效量（ED50為10^{-4}～10^{-5}微克／毫升）。體內實驗動物用十微克／公斤體重即可奏效。毒性作用為骨髓造血功能受到抑制，使血紅蛋白降低，白細胞及網組織細胞減少，末梢血管及淋巴組織中的淋巴細胞亦減少。小鼠的LD50大於三百毫克／公斤體重，本品為本方君藥。核桃皮、枝為胡桃科胡桃屬植物核桃及胡桃的樹枝，種膈（胡桃膈，分心木）未成熟果實的果皮。別名胡桃皮，果皮亦稱青龍衣。主要成分，含有胡桃醌

（$C_{10}H_6O_3$），黃酮甙、鞣質及沒石子酸等。外果皮中尚含有少量揮發油。抗癌成分尚待探索，藥理作用，解毒消腫，止癢除癬。動物實驗證明，對小鼠S37有明顯抑制作用，並能提高白細胞與血小板，總數低者可升總數，分葉核低者可提高分葉核。此外，對改善臨床症狀，（減輕疼痛，增進食慾）有優良效果，對支氣管平滑肌具有抗組織胺樣作用。本品為本方臣藥。金蓮花，性味苦、甘、微寒，活血涼血，清肝明目為佐藥。白菊花性味甘，微寒，歸肝經，疏風清熱，解毒明目，平肝息風，為引經使藥。

功效：活血化瘀，解毒止痛。

主治：肝癌、乳腺癌、食道癌、胃癌、鼻咽癌、白血病。

用法：四味藥物，合煎加入帶皮鮮雞蛋三枚文火共煮六十分鐘。吃蛋喝湯，每日一劑，連服七日為一小療程，休三天再服六個小療程為一大療程。

歌訣：

抗癌美登雞蛋湯，核桃皮枝解毒強，

金蓮花絮為佐藥，白菊引經效益彰。

109號方　實脾治肝湯

組成：白朮三十克，豬苓二十五克，黨參二十克，甘草十五克，生苡米三十克，黃芪三十克，生地二十克，女貞子二十克，旱蓮十克，枸杞二十克，桑寄生二十克，仙靈脾十克。

方解：本方以仿四君子湯（黨參、白朮、甘草、豬苓）為君藥組；以溫腎的枸杞子、仙靈脾、桑寄生為臣藥組。以生地黃、二至丸（女貞子、旱蓮草）、貞芪沖劑（女貞子、黃芪）為佐藥組。以滲濕利竅的生苡米為使藥，四君子湯中的茯苓，用抗癌增強免疫功能較強的豬苓取代，加強治療腫瘤的效果。四君子湯來源於《太平惠民和劑局方》，其功用益氣健脾，藥理主要有抑制胃腸蠕動，抗胃潰瘍，提高免疫功能，抗腫瘤和抗突變，促進組織代謝。增強垂體—腎上腺皮質系統功能，升高血壓，抗血小板聚集等作用。在抗腫瘤與抗突變研究：本方煎劑，每天灌胃四十克／公斤體重，連續治療十天，對小鼠SI80荷瘤有明顯的抑制作用。可以延長腹水型SI80（A）小鼠的存活時間。四君子湯水煎醇提水液對體外培養ECa109食道癌細胞和肺鱗癌細胞具有抑制分裂的作用。枸杞子、仙靈脾、桑寄生溫腎補陰，增強機體免疫功能。中醫理論有治肝先實脾和補脾應補腎之說，臨床證實確有療效。固脾腎雙補，恐有助熱之弊，故用生地黃、女貞子、生黃芪、旱蓮草滋腎陰、清虛熱為佐藥，生苡米滲濕解毒清肝熱引藥下行。

功效：健脾補腎，益肝扶正，蕩邪抗癌。

主治：肝癌、胃癌、腸癌及腫瘤晚期呈現虛證者。

用法：水煎劑，每日一劑，每劑分二次內服。

歌訣：

四君保元扶正湯，二至枸杞鮮地黃，
寄生仙靈生苡米，實脾治肝第一方。

110號方　養中煎

組成：人參十克，乾薑六克，白朮十克，甘草十克，生苡米三十克，山藥二十克，白扁豆十克，花粉十五克，百合十克。

方解：本方中的人參、乾薑、白朮、甘草為《傷寒論》的理中丸（湯），其功用為溫中祛寒，補氣健脾。藥理作用主要有抗消化性潰瘍，調整腎上腺皮質功能，提高中樞神經系統興奮性，促進骨髓造血功能，提高基礎代謝率等作用。白扁豆為豆科扁豆屬植物。藥用葉子、種子含澱粉、脂肪、蛋白質、維生素A、B、C和酒鹼酸及兩種非特異性的植物血細胞凝集素。抗癌藥理，體外實驗有抑制腫瘤細胞生長作用。已知植物血細胞凝集素，體外實驗證明具有使惡性腫瘤細胞發生凝集反應，腫瘤細胞表面結構發生變化，進而發揮細胞毒的作用。植物血細胞凝集素可促進淋巴細胞的轉化，從而增強對腫瘤的免疫能力。生苡米為禾本科薏苡屬植物薏苡的種仁，含有脂肪油，油中成分為薏苡仁酯、薏苡內酯（薏苡素）、氨基酸類、多種糖類及豆甾醇、B—、r—、谷甾醇等。藥理作用健脾利濕，清熱排膿。動物實驗證明，對小鼠SI80、YAS癌株有抑制作用。薏苡仁酯對小鼠UI4、Ec細胞亦有抑制作用。因此以上六味藥物作為本方健脾補氣抗癌的君藥組。山藥性味甘溫，補腎健脾，調整機體免疫能力為本方臣藥。百合屬百合科植物，藥用鱗莖。甘淡微寒，斂氣養心和胃，抗癌藥理，對小鼠SI80、UI4有抑制作用，臨床用於肺癌、肝癌、乳腺癌，為本方佐藥。天花粉為葫蘆科，栝蔞屬植物栝蔞的根，稱天花。抗癌藥理：本品提取物對絨毛膜上皮癌治癒率達50%。對惡性葡萄胎治癒率達100%，對肝、腎無副作用，能提升白細胞。對小鼠UI4、SI80和艾氏腹水癌細胞有抑制作用。體外對JTC-26抑制率達90%以上。本品抗癌機理：滋養液細胞凝固性壞死；干擾癌細胞呼吸和無氧酵解。其有效成分為糖蛋白，對內分泌調節有作用，本品可作方劑中使藥。

功效：溫中祛寒，補氣解毒，扶正驅邪。

主治：肝癌、乳腺癌、子宮頸癌、惡性葡萄胎、絨癌。

用法：水煎劑，每日一劑，每劑分二次內服。

歌訣：

溫脾抗癌養中湯，參薏朮草炙乾薑，
山藥扁豆天花粉，百合益氣和胃方。

111號方　絞股削癥丸

組成：絞股藍三十克，人參二十克，靈芝二十克，豬苓二十克，三七十克。

方解：絞股藍為葫蘆科植物絞股藍莖葉入藥。藥理作用，活血化瘀，清熱解毒，補腎益肝。試驗證明降低血清總膽固醇、甘油三酯、纖維蛋白原以及升高高密度酯蛋白。並調整機體免疫功能，臨床對晚期腫瘤減輕症狀、改善體質有顯著療效。人參為五加科植物，人參總甙及多糖部分對小鼠艾氏腹水癌有一定抑制作用；人參甾體化合物對小鼠S180、腺癌755抑制作用顯著，人參水浸物體外實驗對JTC-26（人子宮頸癌細胞）抑制率90%以上，而對正常細胞沒有抑制作用。對患白血病的豚鼠注射高麗參提取物，有效治癒率99.9%，存活時間是對照組的兩倍。人參與黃芪、靈芝等製成複方，對癌細胞的抑制率高於單味人參。靈芝為多孔菌科植物紫芝或赤芝，紫芝含有麥角甾醇、延胡索酸、氨基葡萄糖、甘露醇等；赤芝除含以上成分外，尚含香豆精、生物鹼、內酯和多種酶類。抗癌藥理：赤芝子實體熱水提取物，以皮下注射法移植接種七天的小鼠S180腹水癌到雌性小鼠的右腹股溝內。每天注射溶解在鹽水中的赤芝提取物共十天，抑制率達95.6%～98.5%。並有增強免疫功能和抗r射線損傷作用。日本長野縣厚生連北信綜合病院研究結果，單口服靈芝液對癌細胞抑制率僅有24.5%，而用注射液阻止癌細胞增殖率可達98.6%。因此本方中以絞股藍扶正培本作用為君藥，而人參與靈芝的扶正祛邪為臣藥，豬苓為多孔菌科多孔菌植物，藥用菌核。主要成分含麥角甾醇、粗蛋白、多糖、可溶性糖分a-羥基二十四炭酸。多糖類是抗癌的有效成分，為葡聚糖類（PGU）。抗癌藥理：豬苓水溶物對小鼠S180抗瘤效果，劑量○點五毫克／公斤體重，三十隻小鼠，腫瘤完全消退者二十五隻，經換算抑制率為100%；豬苓多糖（PGU-1），以○點一毫克／公斤體重，腹腔給藥對小鼠S180抑制率97.2%，十二隻荷瘤小鼠有十隻僅在五周時腫瘤就完全消退。用甲基甲蒽誘發小鼠肺癌7423，用豬苓多糖（一百毫克／公斤體重）給藥在七周後，腫瘤明顯縮小，四十一天後腫瘤完全消失者佔50%，經換算抑瘤率為100%；豬苓提取物能增強肝、脾、腹腔巨噬細胞的吞噬活性，促進荷瘤動物脾臟抗體產生的細胞形成和患者血液淋巴細胞轉化率，提高癌細胞內環核苷酸的含量，本身無明顯毒性，且對氨甲喋呤的致死毒量有減輕作用。豬苓熱水提取物對JTC-26抑制率為33.3%，同時對人體纖維細胞無抑制作用。因豬苓滲濕利水滋陰，調理君藥、臣藥的甘溫過補的作用。所以本品為方中佐藥。三七為五加科人參屬植物，藥用塊根。抗癌藥理：熱水提取物有很強的抑癌作用，體外實驗對JTC-26抑制率高達90%以上。體內實驗對小鼠S180有明顯抑制作用。三七氣味苦溫入血分，在本方中為引經使藥。

功效：補益肝腎，健脾化瘀。

主治：肝癌、胃癌、肺癌、白血病。

用法：以上藥物共研細末，煉蜜為丸，每丸六克，每日三次，每次二丸。內服。

歌訣：

絞股削癥丸最宜，補氣活血參三七。
豬苓滋陰清毒熱，扶正蕩邪云靈芝。

112號方　暖肝煎

組成：高良薑二十克，肉桂五克，小茴香十克，香附十克，烏藥十克，沉香三克，木香六克，鬱金十克，當歸十克。

方解：高良薑為薑科植物，藥用根莖。別名良薑、佛手根。根莖含0.5～1.5%揮發油及黃酮類、山奈酚、槲皮素和高良薑酚等。其水煎液對炭疽桿菌、肺炎球菌等多種細菌有抗菌作用。抗癌藥理，熱水提取物對小鼠S180（腹水型）體內實驗，抑制率達51.8%，有明顯的抗癌活性。本品對黃曲霉菌素B1抑制率高達100%。因此在臨床用本品軟膏外用治療皮膚癌及煎劑內服治療肝癌均見到滿意療效，為本方君藥。肉桂辛熱，暖胃祛寒。小茴香辛溫走竄，溫腎經，通肝絡。木香辛苦，散三焦寒邪凝滯。香附與烏藥辛溫理氣，溫經散寒，暖肝溫胃。五味藥物合用助良薑暖肝散寒之力，為方中臣藥。當歸、鬱金為生血活血，舒肝化瘀之品，實驗表明均有抗菌抗癌之功為本方佐藥。沉香為瑞香科植物沉香或白木香的含有樹脂的木材，又稱密香、水沉香等。進口沉香的原植物為沉香，國產沉香原植物為白木香。抗癌藥理：沉香的熱水提取物體外實驗對JTC-26抑制率為70～90%之間。從沉香的莖皮中提得兩種細胞毒成分，經淋巴細胞性白血病388細胞系統體外實驗，它們分別在○點八微克／毫升和○點○○二二微克／毫升濃度顯示活性，均達到該系統體外實驗規定的半數有效量ED50＜4微克／毫升的標準。性味溫而不燥，沉而不滯，扶脾達腎，攝火歸原，疏通經絡，血隨氣行，可為本方之引經藥。

功效：溫胃散寒，化滯消癥。

主治：肝癌、胃癌、食道癌、乳腺癌、腎癌、膀胱癌、子宮頸癌。

用法：水煎劑。每日一劑，每劑分二次內服。

注意：陰虛火旺，虛火上炎者忌服。

歌訣：

暖肝煎用高良薑，香附肉桂小茴香，

沉香木香台烏藥，佐藥鬱金當歸襄。

113號方　回陽救逆圓

組成：大蒜六十克，附子三十克，乾薑三十克，甘草二十克，川椒目十五克，桂心十五克，苦參二十克。

方解：大蒜為百合科葱屬植物大蒜的鱗莖。為多年生草本，具強烈臭氣。性味辛溫，健脾殺蟲，消癰腫，破癥積。抗癌藥理：動物實驗證明，腹腔注射大蒜水浸液對小鼠艾氏腹水癌有一定抑制作用。蒜粗提物對大鼠腹水癌細胞能抗有絲分裂的作用；飼以鮮大蒜的雌鼠可完全抑制乳腺癌的發生。對小鼠網織細胞肉瘤180、肝癌實體型、宮頸癌14等均有一定的抑制效果。對體外培養的JTC-26抑制率為70～90%。臨床表明64.8%的病人淋巴細胞轉化率提高。《本草綱目》記載：「大蒜下氣消谷化肉，散癰腫䘌瘡，搗汁飲，治吐血心痛；煮汁飲，治角弓反張；同鯽魚丸，治膈氣；同蛤粉丸，治水腫；同黃丹丸，治痢疾、孕痢；同乳香丸，治腹痛，納肛中，能通幽門，治關格不通。」「療腫惡瘡」用門白灰一撮，以獨頭蒜或鮮蒜染灰擦瘡口，發背痛腫亦可擦之。「血逆心痛」生蒜搗汁服二升。《驗方新編》載「一個噎膈，飲食不下，華佗視之，云是蛇瘕。」用醋泡大蒜汁飲二、三碗並多食大蒜。據日本《特許公報》昭53-27775號和昭

37-12000號：以蒸氣短時間蒸大蒜，使蒜氨酶滅活，再以甲醇提取。提取液用氫氧化鐵處理所得到的大蒜無臭物，具有美容，抗脂肪肝，保護維生素C、B等作用，對腫瘤也有防治效果。由於沒有刺激味，故可廣泛合用。最近兩位日本學者製成一種含有大蒜提取液處理過的腫瘤細胞，把這種細胞注射給小鼠，隨後再給小鼠注入上百萬的癌細胞，令人驚異的是竟無一隻小鼠患癌。也就是說大蒜「疫苗」的防癌效果高達100%。一九五八年的英文版《腫瘤學問題》報告了兩位蘇聯醫生用大蒜治療唇癌前期白斑，共收治一百九十四人，結果一百八十四人獲得痊癒，有效率達95%，大蒜為本方君藥。附子、乾薑、甘草為《傷寒論》中的四逆湯，主治陽氣虛衰，陰寒內盛。藥理：強心，抗休克，增加冠狀動脈血流量，增強垂體—腎上腺皮質功能，鎮靜，鎮痛，解熱等。腫瘤晚期衰竭病人搶救服用。該四逆湯劑量（附子四克，乾薑三克，甘草三克）急性毒性實驗，小鼠腹腔注射LD50為5.821±0.599克／公斤體重。該方為本方臣藥。苦參為豆根植物，藥用根，別名苦骨、牛參。根含多種生物碱：如苦參碱、氧化苦參碱、槐果碱等；尚含黃酮類化合物。抗癌藥理，苦參總碱及生物碱單體（苦參碱、氧化苦參碱、脫氫苦參碱）對小鼠S180抑制率為35%左右。以苦參中生物碱單體不同比例組合成的抑瘕碱，劑量在一百一十三毫克／公斤體重時，對小鼠S180抑制率為61.38%，比總碱提高323.

5%，比絲裂霉素的活性還高，抑瘕碱對肉瘤37、U14的抑制率均在40%以上。為本方佐藥以防方中諸藥過熱耗津。桂心為樟科常綠喬木植物肉桂去皮稱為桂心。性味辛甘熱，補火助陽，散寒止痛，溫通經脈。川椒目為芸香科灌木或小喬木植物花椒乾燥的成熟果仁，四川產地花椒仁為佳，故稱川椒目。性味辛熱，小毒，溫中止痛，殺蟲。二藥共性善止肝氣寒痛，選為使藥。以助藥力，肉桂選用桂心，花椒選用椒目為遵照中醫藥傳統理論經引於實質臟器病灶發揮作用。

功效：散寒破積，健脾和胃。

主治：肝癌、胃癌、乳癌、膀胱癌、淋巴瘤。

用法：先將大蒜蒸熟與諸藥粉混合，煉蜜為丸，每丸三克，每日三次，每次二丸，飯後服用。

歌訣：

大蒜回陽救逆圓，附子乾薑甘草全，

引經桂心川椒目，佐藥選用苦參碱。

114號方　保和消痞丸

組成：豬苓六十克，連翹三十克，陳皮三十克，半夏三十克，神曲三十克，炒萊菔子四十克，炒山查四十克，炒麥芽三十克，厚樸三十克，內金二十克，檳榔二十克，生苡米三十克，白朮三十克，茵陳二十克。

方解：本方君藥選用傳統方劑《丹溪心法》之「保和丸」（山查、神曲、麥芽、陳皮、萊菔子、半夏、連翹、茯苓），本方將抗癌之豬苓取代茯苓，保持原藥滲濕利水之義。原方功用消食和胃。藥理：全方單味藥分別具有助消化，調整平滑肌，鎮吐，抑菌等作用。山查、神曲、麥芽含脂肪酶、澱粉酶，有助於消化食物；陳皮含揮發油，對胃有溫和刺激作用，能促進消化分泌。陳皮配茯苓（豬苓）能抑制腸蠕動，萊菔子有消導作用；神曲所含豐富維生素B1，能抑制膽碱脂酶，表現出乙酰膽碱樣作用。可促進腸蠕動，從而調節胃腸平滑肌。抑制與促進腸蠕動藥物配伍應用，共同調節消化道功能，並依據疾病時消化功能狀態，便能產生解痙、止痛、止瀉或緩解脘腹脹滿之作用。連翹、半夏均有鎮吐作用，茯苓（豬苓）有助於鎮靜利尿作用，亦助於嘔吐之緩解。山查、連翹、萊菔子對痢疾、大腸桿菌有明顯的抑制作用。總之保和丸對腫瘤病人的消化系統起調節作用。動物實驗表明山查、半夏對小鼠SI80、UI4均有抑制作用。方中雞內金為雉科動物家雞的乾燥炒囊內膜，含維生素B1、B2和C及一種糖蛋白。體外實驗雞內金有抑制癌細胞的作用。厚樸、檳榔為寬腸理氣殺菌，調整胃腸功能之品，三者合用為本方臣藥。生薏苡仁，白朮甘溫滲濕利竅，健脾和胃，在動物實驗表明有較強的抗癌作用。可為方中佐藥。茵陳芳香化濁，利濕退黃，清肝要藥，故為引經使藥。

功效：消食和胃，補氣健脾，化滯抗癌。

主治：肝癌、食道癌、胃癌、腸癌等放化療反應等。

用法：上藥共研細末，鮮薑汁混合為丸，梧桐子大，每日三次，每次四丸，飯後服。

歌訣：

保和消痞抗癌方，厚樸內金焦檳榔，
薏苡白朮為佐藥，引經茵陳氣芬芳。

115號方　鈎吻解毒膠囊

組成：鈎吻二十克，夏枯草二十克，甘草二十克，金錢草二十克。

方解：鈎吻為馬錢科胡蔓藤的全草，別名野葛、毒根、斷腸草、爛腸草等。含生物鈎吻素子、卯、甲、丙、辰，其中鈎吻素寅有劇毒。治瘰癧，破癥積。抗癌藥理：鈎吻總生物鹼對動物移植性腫瘤小鼠S180有抑制作用。鈎吻甲對小鼠有鎮痛作用，對止癌痛也有效，為本方君藥。夏枯草為唇形科夏枯草屬植物夏枯草全草。含夏枯草甙、金絲桃甙、烏索酸、齊墩果酸、芸香甙、揮發油、維生素B1及少量生物鹼、咖啡酸等。藥理作用：清熱散結，清肝明目，動物實驗證明對小鼠S180、U14等癌細胞有抑制作用，對多種桿菌有抑制功能，並有降壓利尿作用。為方中臣藥。甘草為豆科多年生草本植物甘草的根及根莖。性味甘平，補脾益氣，潤肺止咳，緩急止痛，調和藥性，為方中佐藥。金錢草為報春花科多年生草本植物過路黃的全草。別名神仙對座草，利水通淋，除濕退黃，解毒消腫，為方中使藥。

功效：治瘰癧，破癥積，軟堅散結，利濕退黃。

主治：肝癌、肺癌、膽囊癌、淋巴瘤。

用法：上藥共研細末，裝入中號膠囊，每粒〇點三克，每日三次，每次二粒。內服。

歌訣：

鈎吻解毒裝膠囊，以毒攻毒囊內藏，
甘草枯草金錢草，祛毒散結是良方。

116號方　腫瘤外敷膏

組成：蟾皮二百克，全蝎五十克，蜈蚣五十克，蟑螂五十克，水蛭三十克，馬錢子五十克，黃丹五十克，黑白丑一百五十克，甘遂一百克，大黃二百克，龍葵二百克，青黛二百克，紫草一百克，夏枯草一百克，冰片五克，明礬二百克，五倍子一百克，沒藥二百克，丹參一百克，牛膽汁一百克。

方解：外敷局部，皮膚吸收藥理分四類：①以毒攻毒類：蟾皮、全蝎、蜈蚣、蟑螂、水蛭、馬錢子、黃丹為君藥組。本組藥味動物實驗表明均有抗癌作用；②清熱解毒類：黑白丑、甘遂、大黃、龍葵、青黛、紫草、夏枯草、冰片為臣藥組，本組藥味動物實驗半數有抗癌作用；③活血生津抗癌類：丹參、沒藥、明礬、五倍子為佐藥組；④引經化毒藥類：牛膽汁為使藥。

功效：以毒攻毒，清熱化瘀，消癥散結。

主治：肝癌、胃癌、膽囊癌、肺癌、諸種肉瘤、淋巴瘤。

用法：共研細末、牛膽汁調勻，分裝每袋五十克，備用。使用時以米醋調成軟膏狀，外敷患處，三日一換。

歌訣：

腫瘤體表外敷膏，外用內服善協調，
局部攻毒全身補，內外兼顧促癌消。

117號方　水紅消瘕膏

組成：水紅花子一百克，密陀僧二百克，阿魏二百克，羌活一百克，沒藥五十克，穿山甲五十克，麝香五克。

方解：水紅花子為蓼科蓼屬植物。藥用果實。性味苦寒，破血消癥，化痞克積，療婦人石瘕症。抗癌藥理，體外實驗本品對腫瘤細胞有抑制作用。體內實驗本品煎劑、酊劑，或石油醚提取物，連續十天灌入荷瘤小鼠表明艾氏腹水症（腹水型及實體型）、S180有一定抑制作用。為本方君藥。穿山甲為鯪鯉科脊椎動物穿山甲的鱗片，性味鹹寒，活血通經，消腫排膿，療癥瘕腫塊。阿魏、密陀僧均有化痰，消堅散結功效，三藥合用為方中臣藥。羌活為傘形科多年生草本植物羌活的根莖及根。性味辛、苦、溫，解表散寒，祛風勝濕，止痛消痺。沒藥為橄欖科植物樹莖乾皮部滲出的油膠樹脂，性味苦平，活血止痛，消腫生肌，療惡瘡，與羌活合用為方中生肌止痛之佐藥。麝香為麝科動物麝的雄體香囊內的分泌物乾燥而成。雄者有一腺囊，在臍與陽部中間，充滿分泌物，即名麝香，易溶於水，難溶於乙醇，有一種異常臭味，遇硫黃、木炭、動物炭等其臭即消。含麝香酮、甾體激素雄素酮、5-B雄素酮、脂肪、樹脂、蛋白質、無機鹽類等成分。抗癌藥理：對健康綿羊腹腔內埋藏香囊，發現淋巴結增生活躍，並能改善微循環，輸通淋巴管。能增強腫瘤的免疫。破壞癌細胞外周防護因子，有利於捕捉癌細胞作用。用掃描方法可以觀察到麝香對Hela及腹水癌細胞有較強的殺滅作用。為本方使藥。

功效：破血削堅，化痞攻瘕，止痛生肌。

主治：肝癌、胃癌、乳癌、骨癌、腹腔惡性腫瘤。

用法：以煉膏藥方法製成軟膏，攤於布上，再撒少許麝香，外敷七日一換。

歌訣：

水紅花子消瘕膏，阿魏麝香不可少，
羌活山甲密陀僧，加入香油文火熬。

118號方　雷公化瘕膏

組成：雷公藤九十克，皂角刺三十克，白芥子三十克，阿魏九十克，大黃五十克，五靈脂三十克，穿山甲三十克，丙酮二千克。

方解：雷公藤是衛茅科雷公屬植物雷公藤的根及莖。別名黃藤、紅藥、蝗蟲藥、山砒霜、昆明山海棠。雷公藤已分離出來三種微量成分，屬二萜內酯類，亦即二萜醇三環氧化物，定名為雷公藤素甲、雷公藤素乙，及雷藤酮。係抗癌活性較高的天然化合物。

另從雷公藤莖中分離出另一類生物鹼物質，稱為Ce Lacinnine，亦具有抗白血病的活性。此外，雷公藤葉中也發現含生物鹼、內酯類及黃酮類物質。藥理作用：祛風除濕，消腫殺蟲。動物實驗證明，雷公藤素甲、乙對小鼠L1210、P388等瘤株均有抑制作用，其有效量為〇點一毫克／公斤體重。雷公酮對KB細胞有抑制作用；其ED50為10^{-3}～10^{-4}微克／毫升。雷公藤水煎液對金黃色葡萄狀球菌有明顯的抑制作用。但是雷公藤有大毒，注意給藥劑量口服不可過大。本品為方中君藥。皂角刺、白芥子、阿魏為辛溫性燥，破積化痰，消痞散積藥物為方中臣藥，大黃苦寒，滌胃腸積滯，瀉血中濕熱，五靈脂活血化瘀，止痛散結為方中佐藥，穿山甲為鯪鯉科穿山甲的鱗片有破瘀削癥作用，為方中使藥。

功效：祛風除濕，消堅破癥。

主治：肝癌、胃癌、腹腔及體表腫物。

用法：先將丙酮倒入狹口玻璃瓶內，然後置入群藥（**阿魏除外**）七日後，將藥渣濾出，再混阿魏，待藥完全溶後備用。外塗患病腫塊處，每日三次。

歌訣：

雷公化癖膏丙酮，浸泡皂芥雷公藤，
山甲大黃五靈脂，阿魏後下待藥溶。

119號方　消腫止痛膏

組成：白屈菜六十克，薑黃五十克，大黃五十克，龍膽草二十克，生乳沒二十克，蟾皮三十克，寒水石六十克，密陀僧三十克，雄黃十五克，生南星二十克，公丁香二十克，細辛十克，冰片五克。

方解：白屈菜為罌粟科植物，藥用全草。別名山黃連，八步緊。含生物碱，黃酮類；鮮植株有濃橙黃色乳汁，乳汁中也含有多種生物碱。抗癌藥理：本品所含白屈菜碱是一種有絲分裂霉，體外實驗：能抑制纖維母細胞的有絲分裂。白屈菜碱能延緩惡性腫瘤的生長，對小鼠S180，艾氏腹水癌均有抑制作用，但毒性也大。白屈菜40%的甲醇提取物也有抗腫瘤的作用。而且毒副反應較低。白屈菜紅碱有除去皮膚疣贅的作用；其所含的黃連碱是一種細胞毒成分。內服對胃癌、肝癌、食道癌均有療效，其性味苦寒，有毒，鎮痛，殺菌，利尿，止咳，為方中君藥。薑黃、大黃、龍膽草均為苦寒清熱解毒止痛消腫之品，乳香、沒藥為活血化瘀止痛藥，蟾皮為中華大蟾蜍表皮，其皮膚分泌物及耳下腺分泌物為蟾酥類物質，止痛消腫，解毒化腐抗癌。故與以上五種止痛消腫藥物合用為方中臣藥。寒水石鹹寒清熱瀉火，樟丹辛熱解毒除濕，密陀僧鹹寒軟堅化痰，雄黃辛熱有毒，散結消腫，南星辛熱有毒，化痰燥濕，祛風解痙，消痞散結，動物實驗表明，對S180有較強的抑制作用，對Hela細胞也有較高的抑制率，其水煎劑有良好的祛痰，鎮靜，解痙，止痛作用。丁香為馬兜鈴科多年生草本植物北細辛的全草。性味辛溫，祛風散寒，止痛通竅。以上七味藥物多為辛味，散寒止痛消腫且防君藥及臣藥過於苦寒傷正，為方中佐藥。冰片為龍腦科常綠喬木龍腦香的樹幹經蒸餾冷卻而得的結晶稱「龍腦冰片」。性味辛苦寒，開竅醒神，清熱止痛，為本方引經使藥。

功效：清熱解毒，鎮靜解痙，消腫止痛。

主治：肝癌、胃癌、食道癌、肺癌、骨肉瘤及晚期腫瘤疼痛者。

用法：上藥共研細末，外敷局部患處，使用時取適量藥粉，調入凡士林內，攤於紗布之上，貼於腫塊部位，隔日一換。

歌訣：

抗癌止痛消腫膏，局部外敷凡士調，
燥痰軟堅削癥瘕，妙用麝香痛盡消。

120號方　軟堅丹

組成：夏枯草三十克，莪朮二十克，生南星十克，蟾酥二克，蜈蚣三十條，山甲二十克，紅芽大戟二十克，甘遂十五克，半夏十克，銅綠二克，樸硝十克，僵蠶三十克，蛤殼三十克，阿魏十克，麝香二克。

方解：夏枯草為唇形科夏枯草屬植物夏枯草的全草。別名燈籠頭、棒槌草、木頭花、鐵色草。主要成分含有夏枯草甙、金絲桃甙、烏索酸、齊墩果酸、芸香甙、揮發油、維生素B1及少量生物碱、咖啡酸等。藥理作用，性味屬苦辛寒，清熱散結，舒肝明目。動物實驗：對小鼠S180、U14均有抑制作用。抑菌試驗對痢疾桿菌、結核桿菌有抑制作用，且有降壓利尿作用。方中具有類似軟堅散結，消腫塊，抗腫瘤的莪朮、生南星、蟾酥、蜈蚣、穿山甲等均可作方中君藥組。方中瀉水逐飲，消腫散結的大戟、甘遂、銅綠、樸硝，還有燥濕化痰軟堅的半夏，鹹寒軟堅的蛤殼等六味屬本方臣藥。阿魏為膏藥裏的削堅化瘀必用輔型之品，合為臣藥組。以上藥物半數均有一定毒性，故而用解毒散結，息風止痙，祛風止痛的白僵蠶為佐藥，再用解毒化瘀芳香走竄通經活絡的麝香為使藥。

功效：軟堅散結，燥濕化痰，解毒消腫。

主治：肝癌、食道癌、胃癌、肺癌、淋巴瘤、骨腫瘤等。

用法：以上藥物共研細末，瓷瓶收藏備用。使用時根據腫塊大小，取適量藥粉，調入凡士林內，攤於紗布之上，貼敷腫塊部位，膠布固定，三日一換。

歌訣：

枯草蟾莪軟堅丹，大戟甘遂蜈僵蠶，

山甲銅夏硝蛤殼，阿魏麝香膽星南。

121號方　琥珀化堅膏

組成：琥珀三克，大黃三十克，樸硝三十克，地榆三十克，大蒜六十克，牛膽汁三克。

方解：琥珀為古代松科松屬植物的樹脂，埋藏地層中經多年轉化而成。性味甘平，定驚安神，活血散瘀，利尿通淋。主治驚風癲癇，癥瘕疼痛，癃閉不通的通淋化堅之琥珀為方中君藥。大黃為蓼科大黃屬植物藥用大黃的根莖。大苦大寒，性沉不守。抗癌藥理：大黃粗提物皮下注射對小鼠肉瘤37有傷害作用，大黃素對艾氏腹水癌細胞呼吸有明顯的抑制作用，對此癌的某些氨基酸和糖代謝中間產物的氧化和脫氧也有很強的抑制作用。大黃素對小鼠的黑色素瘤有明顯的抑制作用，抑制率達70%。大黃酸對艾氏腹水癌抑制率達15%，對小鼠S180抑制率為21%。本品醌類物也有抗癌活性。大黃的熱水提取物對小鼠S180抑制率為48.5%。樸硝鹹苦寒，瀉下軟堅，清熱化滯。地榆苦酸寒，涼血止血，解毒斂瘡，防腐生肌。以上三藥，均有協助琥珀軟堅散結之功，故為方中臣藥。大蒜為百合科葱屬植物大蒜的鱗莖。多年生草本，具有強烈臭氣，辛溫健脾，消腫，破癥積。抗癌藥理，動物實驗證明，腹腔注射大蒜水浸液對小鼠艾氏腹水癌有一定效果。

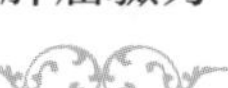

大蒜粗提物對大鼠細胞有抗有絲分裂的作用。飼以鮮大蒜的雌鼠可完全抑制乳腺癌的發生，對小鼠S180、肝癌實體型、U14均有一定的抑制效果。對體外培養JTC-26抑制率為70～90%，臨床表明64.8%的病人淋巴細胞轉化率提高，用大蒜辛溫健脾又抗癌故為方中佐藥。牛膽汁苦寒，清肝利膽，為本方引經藥。

功效：活血散瘀，軟堅散結，解毒消癥。

主治：肝癌、肺癌、胃癌、腹腔惡性腫瘤、骨肉瘤。

用法：將藥物共研細末，再將大蒜搗爛成泥，混合諸藥製成膏狀。外敷局部，隔日一換。

歌訣：

抗癌琥珀化堅膏，大黃地榆配樸硝，

蒜泥混入牛膽汁，隔日一換局部着。

122號方　硝黃解毒膏

組成：芒硝三十克，大黃三十克，大蒜六十克，蛇膽六克，麝香一克。

方解：芒硝為含硫酸鈉的天然礦物經精製而成的結晶體。性味鹹苦寒，瀉下軟堅，清熱。用於實熱積滯，燥結惡瘡，乳房腫塊。為方中君藥。大黃為蓼科多年生草本植物掌葉大黃的根和根莖。性味苦寒，瀉下攻積，清熱瀉火，解毒散結，活血祛瘀。抗癌藥理：含大黃及大黃蒽醌、大黃酸等，大黃素對艾氏腹水癌細胞的呼吸有明顯抑制作用，對小鼠的黑色素瘤有顯著抑制作用，抑制率高達76%，大黃蒽醌亦有抗癌活性；大黃酸對小鼠S180抑制率21%，然而全大黃熱水提取物對小鼠S180抑制率48.8%。蛇膽為白花蛇、蝮蛇、錦蛇的膽。白花蛇又名蘄蛇，學名(Agkistrodnacutus)：蝮蛇又名反鼻蛇、土蝮蚣、土條子，學名(Agkistrodonhalys)，毒性極強。錦蛇(Elaphe Ca-rinataguenthes)蛻下之乾燥皮膜為蛇蛻。以上三種蛇均可入藥，根據《本草綱目》記載：「氣味甘鹹溫，有毒。主治療癩疾，諸瘻，心腹痛，下結氣，除蠱毒，五痔，腸風瀉血，諸惡瘡，瘰癧，皮膚頑痺，半身枯死，手足臟腑間重疾。」乾燥的蝮蛇含膽甾醇、牛黃酸及脂肪等，蝮蛇的毒液含有卵磷酸酶及使中毒動物出血的毒。其膽汁療惡瘡入病灶，常為抗癌之用，本方以大黃蛇膽為臣藥，大蒜為百合科葱屬植物大蒜的磷莖。辛溫健脾，消癰腫，破癥積。抗癌實驗本品對體外培養的JTC-26抑制率為70～90%，體內實驗對小鼠S180、肝癌實體型U14均有明顯的抑制作用。對雌小鼠飼以新鮮大蒜之後之全抑制乳腺癌的發生。本品為方中佐藥，麝香為麝科動物林麝、馬麝的成熟雄體香囊中的乾燥分泌物。性味辛溫，開竅醒神，活血散瘀，止痛消腫。為本方引經藥。

功效：軟堅散結，解毒祛瘀。

主治：肝癌、膽囊癌、胃癌、腹腔惡性腫瘤。

用法：先將大黃、芒硝，研成細末，再將大蒜搗爛成泥，混以大黃、芒硝、蛇膽攪勻備用。使用時根據腫物大小，調成片狀，撒上麝香，貼敷局部，三日一換。

歌訣：

抗癌硝黃解毒膏，大蒜大黃配芒硝，

蛇膽溶酶為佐劑，麝香散瘀腫物消。

123號方　蟾蜍明礬止痛酒

組成：活蟾蜍三隻，明礬三十克，冰片二克，高粱酒五百克。

方解：蟾蜍為蟾蜍科動物中華大蟾蜍的耳後腺分泌的白色漿液，經收集乾燥而成為蟾酥。性味甘辛溫有毒。解毒消腫，止痛開竅，療癧疽疔瘡。腫瘤腫瘍，腹痛，嘔吐昏厥，強心利尿。含有蟾蜍內脂類物質，包括華蟾素、蟾毒靈、脂蟾素配基、甾醇類、5—羥色胺、5—羥基吲哚膽鹼。抗癌藥理證明，蟾毒內酯類有明顯抗癌作用。在體外能抑制人卵巢腺癌、顴上下頜未分化癌、間皮癌、胃癌、脾肉瘤、肝癌等腫瘤細胞呼吸。體內實驗表明，華蟾蜍素、華蟾蜍次素均有較強的抗癌作用，蟾蜍皮對小鼠移植性的U14及EC細胞生長有抑制力，蟾蜍皮製劑對小鼠S180及兔BP瘤亦有抑制作用。活蟾蜍入藥（包括蟾酥）為鮮動物藥，特點係保持生物酶的活性，加強抗癌活性作用為方中君藥。明礬即明礬石的提煉品，性味酸，寒。功用解毒殺蟲，止癢止痛，清熱消痰為方中臣藥。冰片為龍香科常綠喬木龍腦香的樹幹，經過蒸餾冷卻而得的結晶體，稱龍腦冰片，或梅片，性味辛苦微寒，開竅醒神，清熱止痛。防腐止癢，療諸痛，散鬱火，善醫諸瘡為方中佐藥，高粱酒辛熱，小毒，善通經絡血脈，攜藥竄行，為方中使藥。

功效：解毒清熱，止血定痛、消腫化腐生肌。

主治：肝癌、胃癌、膽囊癌，及晚期腫瘤正虛邪實諸痛者。

用法：將活蟾蜍明礬，冰片浸入酒內藏於地下七十二小時，備用。使用時以雞羽毛拈藥酒塗於皮膚痛處，每日數次，反覆塗佈。

歌訣：

蟾蜍明礬止痛酒，冰片開竅善行走，
動物鮮藥活性強，外用藥物慎入口。

食道癌驗方

食道癌發病率具有明顯的地理分布差異。美國白人男性3.5/10萬，黑人男性13.3/10萬。比美國高的有伊朗、哈薩克、法國、德國。亞洲地區相對較多，中國是食道癌高發區之一，其死亡率為16.70/10萬。佔全部惡性腫瘤的21.8%，僅次於胃癌，佔第二位。每年約有十六萬人口死於食道癌。河南省居全國第一位。每年平均死亡近二萬五千人。食道癌統計學發病特徵是多見農村、山區；三十五歲以上；河南河北與山西交界的太行山區發病率最高；男性多於女性；家族史的集聚性，以及吸食菸酒飲料的人群。病因調查表明，與不良生活習慣，菸酒嗜好，刺激性熱食，飲食中微量元素及維生素的缺乏和亞硝胺類化合物的食入（在胃內經亞硝化）可誘發動物上消化道癌有密切關係。食道癌病理形態分四型：隱伏型、糜爛型、斑塊型、乳頭型。好發部位，約半數發生於中段，30%在下段，20%在上段。中晚期分五型：髓質型、蕈傘型、潰瘍型、縮窄型、管內型。中國髓質型約佔60%，鏡下常見上段多鱗狀細胞癌，下段多腺癌，其他少見的有腺棘癌又稱黏液表皮樣癌，未分化癌和癌肉瘤等。

特殊檢查與診斷：①食道細胞學檢查，即通常所謂的「拉網」，檢查癌細胞陽性率平均達90%，此法簡便，對有可疑症狀及防癌普查時甚為實用。②鋇餐X光檢查，可見病變部位黏膜紊亂，食道壁僵硬，蠕動減弱，管腔狹窄，不規則充盈缺損及鋇劑通過受阻等。病變上方食道見不同程度的擴張。有時可見軟組織陰影。穿孔時可見鋇劑突出管腔外。③食道鏡檢查可窺視病變，並可直接塗片和取活體組織檢查。④CT檢查對於食道癌的診斷，具有高分辨率的橫切面圖像是了解食道與周圍器官的關係（如胸、縱膈、上腹部肝及腹腔動脈旁淋巴結）提供遠處轉移的方式。MRI檢查法意義相似。⑤活體組織檢查除了用食道鏡局部取材之外，若頸部淋巴結腫大時，可摘取頸部淋巴結活檢，進行診斷。在診斷時要注意鑒別。賁門痙攣，慢性食道炎、食道良性狹窺，嚴重的食道憩室、食道靜脈曲張和良性食道病以及管腔外在性壓迫等症。值得提出的是食道癌若能早期發現，早期診斷，早期治療，預後良好。

中國醫學論述的「膈中」與「噎膈」和食道癌很接近；如《靈樞經》邪氣臟腑病形篇中說：「脾脈……微急為膈中，食飲入而還出，後沃沫」。巢元方將噎分為氣、憂、食、勞、思五噎，具體的描述了氣噎和食噎的症候；在食噎候一節文中講：「此由藏氣冷，而不理，津液澀少，而不能傳行飲食，故飲食入，則噎塞不通，……胸內痛不得喘息、食不下，是故噎也。」在《千金方》中噎塞論也說：「食噎者，食無多少，惟胸苦塞常痛，不得喘息。」宋代嚴用和《濟生方》談噎膈時說：「其為病也，令人胸膈痞悶，嘔逆噎塞，妨礙飲食，胸痛徹背，或脅下支漏，或心忡喜忘，咽噎氣不舒。」《諸病源候論》中說：「憂恚則氣結，氣結則不宣流，使噎，噎者，噎塞不通也。」在病因方面，清代喻昌著《醫門法律》中說：「滾酒從喉而入，日將上脘炮灼，漸有腐熟之象，而生氣不存，窄隘有加，止能納食不能納穀者有之，此所以多成膈證也。」有人將「噎膈」分為「氣膈」、「血膈」、「痰膈」、「火膈」、「食膈」五種。但主要原因不外憂思氣結，酒色傷陰。張景岳所謂：「噎膈一證，必以憂愁、思慮、勞積，或酒色過傷陰而成，……傷陰則精血枯涸，氣不行，則噎膈病於上，精血枯涸，則燥結病於下。」故本病初起偏於氣結，先覺食管阻塞，然後發生氣噎，常隨精神抑鬱加甚，心情舒暢減少。逐漸加重，出現血結現象，水飲可入，谷食難下，下亦轉出，胸脘時痛。或吐血便血，或吐出赤豆汁，或大便艱難如羊矢，此時津液枯槁已極，形體消瘦，終日水飲點滴不下，胃氣枯竭，此病預後多不良，特別見於老年體弱，更不易治。這與現代醫學對食道的認識基本是一致的。

治療法則：食道癌手術切除，要求食道中段長度在五厘米以內，下段在六厘米以內，即或病變較大，但當能切除者，亦應盡力切除。術後再補加其他療法，更為有益。如放射治療。食道癌尚缺顯著療效的藥物，但爭光霉素對角化性鱗狀細胞癌較好，常配合手術用氟脲嘧啶。在進行放、化療時，應配用滋陰清熱中草藥為好。單偏驗方更有應用價值。

124號方　降逆化痰丸

組成：赭石三十克，旋覆花十克，桔皮十克，竹茹十克，生瓦楞三十克，龍葵三十克，莪朮十克，焦三仙三十克。

方解：中醫傳統降逆止嘔方劑為《傷寒論》旋覆代赭湯。即降逆化痰湯取其赭石、旋覆花為君藥，加入桔皮，竹茹和抗癌藥物。其原方義功用：為降逆化痰，益氣和胃。主治胃氣虛弱，痰濁內阻，噯氣頻作，氣逆不降，反胃嘔惡等症。其原方藥理具有降低胃酸分泌，鬆弛胃腸道平滑肌，鎮咳，祛痰，抗炎等作用。赭石為三方晶系赤鐵礦(Hematite)的礦石。主含三氧化二鐵(Fe^2O^3)，其中含砷量約為1/10萬。有一定毒性。小鼠每日服藥二克，到第七天100%死亡。死前動作遲鈍，肌肉無力，及間發性痙攣。最後共濟失調或癱瘓。呼吸緩慢而死亡。其藥理功用，性味苦寒，入肝、心經。平肝潛陽，降逆止血。清肝熱，息肝風，益氣止喘，涼血止血，祛瘀生新。《醫學衷中參西錄》所載「能生血兼能涼血，其質重墮，善鎮逆氣，降痰涎，止嘔吐，通燥結，用之得當，能建奇效。」「治嘔血之證，當以降胃為主，而降胃之藥，實以赭石為最效。」旋覆花為菊科多年生草本植物旋覆花的頭狀花序。性味辛苦，鹹微溫。消痰行水，降氣止嘔在本方中助赭石治脾胃氣虛，痰濕上逆所致的嘔吐、噫氣、心下痞滿。用鮮旋覆葉搗汁外敷，可治療瘡腫毒，龍葵為茄科茄屬植物全草，含甾體生物碱、皂甙元等。藥理作用，清熱解毒，活血消腫，祛痰止咳。動物實驗證明，對胃癌細胞有抑制作用，並能抑菌，提神，利尿，止血及升高血糖作用。與赭石，旋覆花合用為本方降逆化痰之君藥組。桔皮、竹茹為桔皮竹茹湯主要成分。該方為《金匱要略》降逆止嘔，益氣清熱方，用於胃虛有熱，氣逆不降，嘔逆或乾嘔者。與莪朮合用為本方臣藥組。莪朮為薑黃屬植物莪朮及鬱金的根莖。含揮發油、脂肪油、豆甾醇、B—香樹精、三萜酸、對甲氧基肉桂酸乙酯等。其中莪朮醇、莪朮酮類的抗癌活性均已得到證實。並有抑制癌細胞和增強機體免疫力雙重作用。體外實驗莪朮油對腹水癌及L615白血病細胞均有直接破壞作用。莪朮醇對小鼠S37、U14、Ec等有明顯抑制力，能使癌細胞變性，壞死。與桔皮、竹茹合用加強抗癌作用。瓦楞子為軟體動物蚶科泥蚶和毛蚶的貝殼。性味鹹平，消痰化瘀，軟堅散結。用於瘰癧癭瘤，癥瘕痞塊，煅用可治胃痛吞酸，為本方佐藥。焦三仙（焦神曲、焦麥芽、焦山查）係消食化滯，健脾和胃，調理中焦之品為本方使藥。

功效：降逆止嘔，和胃化痰，消積散結。

主治：食道癌、胃癌、縱膈腫瘤、肺癌、肝癌、膽囊癌、白血病、子宮頸癌。

用法：水煎劑，每日一劑，每劑分二次內服。

歌訣：
降逆化痰重代赭，旋覆桔竹龍葵莪，
軟堅散結生瓦楞，三仙引經化噎膈。

125號方　雄黃解毒丸

組成：雄黃零點五克（細研），搗碎炒煙盡為宜，芫花三十克醋拌抄，鱉甲三十克（醋淬炙去裙欄），硇砂三十克（研），桃仁十五克（去皮麩炒），木香十五克，川烏十五克（去皮，去臍鹽拌微黃），麝香一克（研細末）。

方解：雄黃為硫化砷的礦石。呈不規則塊狀，內含硫化砷及少量其他重金屬。本品體內實驗，有抗動物腫瘤活性的作用。熱水浸出物對體外實驗，對JTC-26抑制率達90%以上。《本草綱目》記載：「雄黃性能：氣味苦、平、寒、有毒。搜肝氣，瀉肝風，消涎積，解蛇毒，化腹中瘀血，殺勞蟲，疳蟲。」香港名醫張氏用本品配方治療肝癌子宮癌有效。硇砂為白色結晶性粉末或纖維狀堅硬結晶塊。辛寒鹹有毒，常溫下無變化，遇熱則發散，溶於水、乙醇。主要成分為氯化胺，紫硇砂則含氯化鈉。抗癌藥理，紫硇砂對小鼠肉瘤—180、大鼠腹水癌及瓦克氏癌—256有一定抑制作用。雄黃配硇砂為本方君藥。川烏頭回陽救逆，散寒止痛，含烏頭鹼抗癌作用，已被動物實驗與臨床病人所證實。芫花辛，苦，溫有毒。瀉水逐飲，祛痰止咳。外用殺蟲療瘡。治療四肢浮腫，胸腹腔積液。桃仁活血化瘀助君藥削堅散結，與烏頭、芫花合用溫陽散寒逐水，化瘀止痛為方中臣藥。鱉甲滋陰潤燥，補腎軟堅，防其君、臣藥熱毒傷陰，故為方中佐藥。麝香、木香芳香化濁，醒腦開竅，舒肝理氣，通上中下三焦及十二經絡為方中使藥。

功效：解毒殺蟲，散寒化瘀，止痛消癥。

主治：食道癌、肝癌、胃癌、腦瘤、骨癌、淋巴瘤。

用法：以上諸藥，共研細末，煉蜜為丸，每丸三克，每日二次，每次一至二丸白開水送服。

歌訣：

雄黃解毒配硇砂，桃仁烏頭合芫花，
麝香木香引經藥，滋陰補腎炙鱉甲。

126號方　牛黃降逆散

組成：木香二十克，檳榔二十六克，牛黃二十克，硇砂四克，莪朮三十克。

方解：本方選用《醫方集解》中行氣化滯，瀉熱通便的木香、檳榔丸的主藥（木香、檳榔、莪朮）為君藥組。原方藥理具有抑菌，消導，影響胃腸道平滑肌的功能，然而莪朮是有很強的抗癌作用。本品為薑科薑黃屬植物，藥用根莖，含揮發油、脂肪、豆甾醇、B—欖香烯、三萜酸、樹脂、黏液質及黃酮甙，抗癌藥理用100%溫莪朮注射液給實驗性患肉瘤的小鼠腹腔注射〇點三毫升，抑制率達52%以上。口服液對小鼠S180有抑制效果而對艾氏腹水癌無效。用總細胞容積法腹腔注射，其熱水提取物對小鼠S180抑制率達80%，對乙醇提取後的殘渣再用熱水提取之物抑制率仍達77.1%，表明：該活性部分不溶於醇，也不被醇所破壞，推測可能是多糖、有機酸、氨基酸或多肽類成分。體外培養對肝癌細胞有較強的殺傷作用。從莪朮中提取的B—欖香烯能顯著延長艾氏腹水癌和腹水型ARS小鼠的生存時間，對造血功能在藥用量範圍內則無影響。硇砂又名北庭砂，是一種天然的氯化銨結晶體。可溶於水，微寒，其味鹹寒苦，有異味，刺激感。《本草綱目》記載：「鹹苦辛溫有毒，主治積聚，破結血，止痛，下氣，療咳宿冷，去惡肉，生好肌，主治婦人丈夫羸瘦積病，血氣不調，腸氣，食飲不消，喉中結氣，反胃吐水，治噎膈。」為方中臣藥。牛黃是洞角科動物牛的膽囊中的結石，現已合成人工牛黃。味苦，性涼，解心經實熱，通竅利痰，鎮靜止痛，消炎抗癌，抗癌藥理：人參牛黃混懸液口飼小鼠接種的S180抑制率60.9%，同批實驗對照組喜樹碱組抑制率為40.8%，對小鼠S37抑制率，兩批實驗分別為54.3%和72.2%。此外從牛膽汁中得到一種不能透析的物質腹腔注射給豚鼠，能抑制瓦克氏癌256生長，可使腫瘤廣泛壞死；人工牛黃亦有些作用。人工牛黃毒性甚低，對小鼠具有促進紅細胞增生功能，它是本身兼有「扶正培本」作用的抗肉瘤型藥物。因此可作本方中佐藥。木香有芳香理氣，通過三焦之功，故為使藥。

功效：行氣化滯，破結削癥。

主治：食道癌、肝癌、胃癌、腸癌、白血病。

用法：以上藥物，共研細末，分包，每包五克，每日三次，每次一包，開白水送服。

歌訣：

木香檳榔善行氣，牛黃硇砂降呃逆，
莪朮化滯兼散結，噎膈痰阻皆相宜。

127號方　啟膈散

組成：沙參十克，丹參十克，豬苓十克，川貝十五克，鬱金三十克，砂仁殼六克，荷葉蒂二十克，杵頭糖三克。

方解：鬱金為薑科多年生宿根草本植物鬱金和莪朮或薑黃的塊根。性味辛苦寒，活血止痛，行氣解鬱，涼血清心，利膽退黃，在抗癌實驗中與莪朮有類似作用，但抑制率低於莪朮、高於薑黃與豬苓合用為本方君藥。豬苓為多孔菌科多孔菌屬植物，藥用菌核。化學成分含麥角甾醇、粗蛋白、多糖、a-羥基二十四炭酸。多糖類是抗癌的有效成分，為葡聚糖類（PGU）抗癌藥理，豬苓水溶物對小鼠S180抑制率100%，豬苓多糖（PGU-1）對小鼠S180抑制率97.2%，對肺癌抑制率100%。豬苓提取物能增強肝、脾、腹腔巨噬細胞的吞噬活性及患者血液淋巴細胞轉化率。方中荷葉蒂活血化瘀、散結理氣，川貝母化痰散結，砂仁燥濕化痰、消食理氣，三藥合用有化痰散結、理氣開鬱之功，為方中臣藥組。沙參、丹參，潤肺養心，調理氣血為方中佐藥。杵頭糖健脾和胃理氣開鬱，有啟膈之功為使藥。

功效：化痰開鬱，理氣散結。

主治：食道癌、胃癌、肺癌、肝癌、縱膈腫瘤。

用法：水煎劑，每日一劑，每劑分二次內服。

歌訣：

啓膈散中用鬱金，豬苓沙參紫丹參，
川貝砂仁荷葉蒂，杵頭糖粉善引經。

128號方　白朮消噎湯

組成：白朮二十克，人參十克，豬苓三十克，茯苓二十克，杷葉十克，藿香十克，半夏十克，檳榔十克，青皮十克，沉香二克，丁香三克，木香六克，砂仁十克，神曲二十克，急性子十克。

方解：白朮、人參、豬苓、茯苓為君藥組。白朮為菊科植物白朮的根莖，性味甘辛，健脾補氣，逐水散結。本品含1.4%揮發油及維生素A。抗癌藥理：乙醇提取物對小鼠S180有抑制作用，白朮揮發油對小鼠體內篩選有抗癌活性作用，據日本矢數運明《臨床應用漢方解說》記載「白朮抗耳瘤」。人參為五加科，性味甘平，含人參甙及多糖部分對小鼠艾氏腹水癌有一定抑制作用；人參甾體化合物對小鼠S180、腺癌755有抑制作用；人參水浸物對JTC-26（人子宮頸癌細胞）抑制率90%以上。豬苓為多孔菌科的菌核，含麥角甾醇、多糖、可溶性糖。多糖類為抗癌的有效成分(PGU-1)，本品水溶物對小鼠S180抑制率極強達100%，對肺癌7423給藥七天後，腫瘤縮小，四十一天後完全消失。並有增強免疫功能作用。茯苓也有類似功能，枇杷葉降逆止嘔、消痰化濁。藿香、丁香、沉香均有芳香化濁、降氣化痰之功，檳榔、青皮、砂仁，健脾舒肝、化痰理氣，半夏燥濕止咳、降逆止嘔，且有抗癌作用，以上九味藥物為本方臣藥組。神曲健胃消食為佐藥。急性子為鳳仙花科的種子，含皂甙、脂肪油、鳳仙甾醇及多糖類，活血通經，軟堅消積，抗癌實驗對胃淋巴肉瘤敏感和對多種細菌有抑制作用，為本方使藥。

功效：健脾補氣，化濕散結，扶正祛邪。

主治：食道癌、胃癌、肺癌、肝癌、腸瘤、白血病等。

用法：水煎劑，每日一劑，每劑分二次內服。

歌訣：

參苓白朮消噎湯，半夏丁沉木藿香，
豬苓枇杷砂神曲，鳳仙花子配檳榔。

129號方　巴罌圓

組成：巴豆二十克，罌粟殼一百二十克，三七六十克，枳殼一百二十克，乾醋七百克。

方解：巴豆為大戟科植物巴豆的種子。其根、葉、種、皮以及種仁的脂肪油（巴豆油）均供藥用。種子含巴豆油達34～57%，尚含巴豆毒蛋白、巴豆甙生物碱、B-谷甾醇等。抗癌藥理，小鼠體內實驗，巴豆提取物對小鼠S180的實體型、腹水型、U14實體型、腹水型、肝癌腹水型、艾氏癌腹水型皆有明顯的抑制作用，抑制率達30%以上，P＜0.05。以台酚藍染色法，巴豆提取物（巴豆注射液）在試管內有殺滅艾氏腹水癌細胞及肝癌細胞的作用。巴豆熱水浸出物對JTC-20抑制率達50～70%以上。巴豆醇二酚對小鼠皮膚長期塗抹可致乳頭狀瘤或皮膚癌，所以巴豆抗癌不宜過量或久服。罌粟殼為罌粟科一年生或二年生草本植物罌粟的成熟蒴果的外殼。別名御米殼，酸澀平有毒。斂肺，澀腸，止痛（以醋炙法止痛更佳）。三七為五加科人參屬植物，藥用塊根，性味苦溫，含有多種皂甙，本品熱水提取物對JTC-26抑制率達90%以上。體內對小鼠S180有抑制作用。三七的多糖類飼小鼠給移植的S180的小鼠兩周後腫瘤縮小，五周後6/10隻小鼠腫瘤全部消失。本品尚有抗噬菌體的作用。三七活血化瘀，養血止痛為扶正祛邪之品。枳殼為芸香科小喬木植物酸橙、香橼等接近成熟的果實（去瓤）。性味苦辛，破氣消積，化痰除痞，行氣寬中，因此，方中巴豆為君藥，罌粟殼為臣藥，三七為佐藥，枳殼為使藥，乾醋為軟堅散結的輔型劑。

功效：瀉火解毒，化瘀止痛，化痰散結。

主治：食道癌、胃癌、肝癌、縱膈腫瘤、腸癌、肺癌、晚期腫瘤疼痛者。

用法：前四味以醋蒸之，醋乾為度，製成蜜丸，每丸重六克，每日三次，每次一丸，白開水溶解，內服。

歌訣：

巴豆罌粟製密圓，炮炙火候醋蒸乾，

三七化瘀兼止血，枳殼引經中氣寬。

130號方　木通飲

組成：木通十五克，赭石三十克，黃連十克，黃芩十克，升麻十克，木香十克。

方解：木通為木通科植物，白木通或三葉木通，木通的木質莖。莖枝含木通甙。木通甙水解得常春藤皂甙元、齊墩果酸、葡萄糖和鼠李糖。其果實為八月扎，其種子為預知子均為抗癌藥。抗癌藥理，木通熱水提取液，經減壓蒸餾，製得的乾燥粉末，以五百微克／毫升在體外對JTC-26抑制率為90%以上。同樣劑量果實為八月扎的抑制50～70%。木通的乙醇提取物對小鼠S180腹水型體內實驗抑制率為4.4%，而熱水提取物為21.5%，本品破積聚血塊，止痛排膿為方中君藥。赭石為三晶系鐵礦的礦石，主含三氧化二鐵（Fe_2O_3）。其中含1/10萬的砷，所以赭石藥用量能美顏，稍大量抗癌，過量中毒。《醫學衷中參西錄》記載，「參赭培氣逐瘀湯」治療消化道腫瘤顯效。本品苦寒，平肝潛陽，降逆，止血，止嘔，祛瘀生新。與黃連、黃芩苦寒，解毒，降火抗癌之品合用為本方臣藥。升麻為毛莨科升麻屬植物，藥用根狀莖，含有升麻碱、水楊酸、咖啡酸、阿魏酸、鞣酸、酯肪酸。抗癌藥理，熱水提取物對JTC-26培養基，對腫瘤抑制率為90%以上。在本方中用其性味辛溫，補脾胃，提升中氣為佐藥，木香性味辛溫走竄，理三焦之氣為使藥。

功效：通膈下氣，解毒逐瘀。

主治：食道癌、縱膈腫瘤、胃底賁門癌、腸癌。

用法：水煎劑，每日一劑，每劑分二次內服。

歌訣：

通膈下氣木通飲，赭石黃連和黃芩，

升麻抗癌提中氣，木香調氣效力臻。

131號方　鹵碱噙化散

組成：鹵碱四十克，沉香六克，三七三十四克，牛黃十克。

方解：鹵碱由鹽鹵凝結而成，主要成分含氯化鎂，尚含二氧化硅和鍺、氟等微量元素。《本草經》稱鹵鹹，味苦寒，主大熱，消渴，狂煩，除邪惡瘡。抗癌實驗，口飼大鼠，對癌的形成有免疫力，增鎂離子可使淋巴細胞活力加強，防治惡性腫瘤。臨床對食道癌、肺癌、宮頸癌見到療效。可能與含鎂及鍺的微量元素有關，為本方君藥。以牛黃解毒清熱抗癌為臣藥。以三七活血化瘀抗癌為佐藥。以沉香降氣，暖胃追邪為使藥。

功效：軟堅散結，化痰降逆，止痛止血。

主治：食道癌、胃底賁門癌，縱膈腫瘤。

用法：以上藥物，共研細末，分包，每包二克，密封備用，每日二次，每次一包，口含噙化，徐徐吞下。

歌訣：

噎膈見症嚥下難，徐徐噙化鹵碱散，
沉香降逆且止嘔，牛黃三七善消炎。

132號方　瓜蒂大棗膏

組成：甜瓜二十克，大棗八十克，全瓜蔞六十克，絲瓜絡二十克。

方解：甜瓜為葫蘆科甜瓜屬植物，又名香瓜。藥用果皮、根、蔓條。果梗即是瓜蒂。希臘用其同科植物藥Citrullus Colodynthis製劑治療各種腫瘤及白血病。本品未成熟的瓜蒂含甜瓜素，為結晶性苦味質。全株含有胡蘆素，並以瓜蒂中提出了B、E兩種葫蘆素。本品氣寒有毒，治毒痢腹痛，去瘀血化痞積。抗癌藥理，葫蘆素有較強的細胞毒作用，其中葫蘆素B、E對人鼻咽癌細胞及Hela細胞都有作用。但葫蘆素B強於E。體內實驗葫蘆素B對小鼠S180抑制率為21～55%，對腫瘤Ehrich小鼠延長存活期為33～38%，葫蘆素E對小鼠S180生長抑制率為40～42%，對小鼠腫瘤Enrich抑制率為29～73%，為本方君藥。大棗為鼠李科藥用棗樹的果實。日本人測定含有大量的第二信息傳遞物質CAMP，大棗有增強體內免疫力的作用。抗癌藥理，大棗熱水提取物，體外實驗對JTC-26細胞生長抑制率達90%以上，其抑制特點與劑量大小有關，一般對小鼠是五百微克／毫升時，才產生強烈作用。而在一百微克／毫升以下完全沒有抑制作用。此為本方臣藥。全瓜蔞即括蔞的果實，屬葫蘆科，含三萜皂甙、有機酸、樹脂、糖類、色素及脂肪油。藥理：清熱生津，解毒消腫。抗癌實驗，瓜蔞製劑，對小鼠S180及腹水癌有抑制作用，果皮較種子抑制力更強。為方中佐藥。絲瓜絡為葫蘆科植物絲瓜的成熟果實，通經活絡，疏風止痛為使藥。

功效：化瘀祛痰，通絡散結。

主治：食道癌、肝癌、肺癌、白血病。

用法：以上諸藥，文火久煮，熬成軟膏。每日三次，每次一勺（大約十毫升），內服。

歌訣：

抗癌瓜蒂大棗膏，瓜蔞散結噎膈消，

通經理氣絲瓜絡，配以放療和化療。

133號方　天南星飲

組成：天南星十五克，半夏十克，夏枯草二十克，桔梗十克，花粉十克，威靈仙三十克，藤梨根三十克，海藻三十克，赭石三十克，天冬十克。

方解：天南星為天南星科天南星屬植物天南星，異葉天南星及東北天南星的球狀塊莖。別名山六谷、蛇六谷、蛇木芋、黃狗芋、山苞米。主要成分：莖、葉中均含苛辣性毒素，塊莖中含皂甙、安息香酸、B—谷甾醇、黏液質及多量澱粉，還有類似毒芹鹼樣生物碱。藥理作用：燥濕化痰，祛風解痙，消痞散結。動物實驗表明，鮮南星提取物對小鼠S180等瘤株具有明顯的抑制作用，對Hela細胞亦有較強的抑制率，其水煎劑尚有良好的祛痰、鎮靜、解痙、止痛等作用，與燥濕化痰的半夏合用為本方君藥組。夏枯草、桔梗、花粉、威靈仙、藤梨根、海藻六味藥物共性清熱解毒、化痰軟堅、散結等功用。其單味藥分別實驗都有不同程度的抗癌作用，在此不必贅敍，為本方臣藥組。天冬除了上述作用之外，尚有止咳定喘，滋陰益腎功用為方中佐藥。赭石降逆止嘔為方中使藥。

功效：燥濕豁痰，軟堅散結。

主治：食道癌、胃癌、肺癌、宮頸癌、成骨肉瘤，淋巴瘤。

用法：水煎劑，每日一劑，每劑分二次內服。

歌訣：

散結消噎天南星，枯草半夏赭桔梗，

海藻花粉藤梨根，威靈仙素配天冬。

134號方　冬凌草煎

組成：冬凌草三十克，黃藥子二十克，急性子二十克，夏枯草二十克，黨參十克，山藥十克，白朮十克，佛手十克。

方解：冬凌草為唇形科香茶菜屬植物碎米椏及同屬植物蘭萼香茶菜等的全草。別名冰凌草、彩花草、雪花草、山香草、明鏡草、六月令、破血丹。主要成分：含單萜、二萜、三萜等多種萜類化合物。據研究從二萜類化合物中可分離出一種含量較高並具有強烈苦味的物質，定名為冬凌草素。為抗癌有效成分。藥理作用：清熱解毒，散瘀消腫。對多種動物移植腫瘤有一定抑制作用，如小鼠S180、EC、肝癌細胞腹水型、實體型、網狀細胞肉瘤（ARS）等。但對小鼠L1210白血病、淋巴肉瘤一號腹水型（L1）及腦瘤B22則無抗腫瘤作用。對人體食道鱗癌細胞株（AES-17）有明顯細胞毒作用。當濃度達二至三微克／毫升時，對該細胞株生長抑制率為40～75%，此外尚有抗菌、消炎作用。冬凌草對小鼠急性半數致死量為55.8±5.7微克／公斤體重（腹腔注射），給大鼠腹腔注射五至十毫克／公斤體重，每天一次，連用十天，對動物肝、腎功能無明顯影響。對外周血液中白細胞及血小板計數亦無影響，為本方君藥。方中黃藥子、急性子、夏枯草等三味化痰散結，清熱解毒抗癌藥為本方臣藥。黨參、山藥、白朮三味健脾補氣抗癌輔助藥為本方佐藥。佛手芳香化濁，健脾消食，理氣降逆藥為使藥。

功效：清熱解毒，散結消腫，健脾和中。

主治：食道癌、胃賁門癌、肺癌、肝癌、腸癌、甲狀腺癌。

用法：水煎劑，每日一劑，每劑分二次內服。

歌訣：

食道癌用冬凌草，黃藥急性不可少，

黨參白朮懷山藥，佛手配以夏枯草。

135號方　烏骨通關散

組成：烏骨藤三十克，山豆根十克，露蜂房十克，黃芪三十克，女貞子三十克，赭石三十克，覆花十克。

方解：烏骨藤（即通關散）為蘿摩科牛奶菜屬植物，以藤莖入藥。別名下奶藤。其莖藤含有甾體皂甙類、多糖、少量生物碱、樹脂、色素等。國外從本屬植物提出密花娃兒藤碱，有抗癌作用。抗癌藥理：對小鼠S180有抑制作用。牛奶菜對胃癌有抑制作用。國外從密花娃兒藤中提取生物碱對腺癌755、大鼠ARU、WK256、淋巴細胞白血病388、L1210均有顯著的抑制作用，但此碱對中樞神經有不可逆性毒性，目前正待研究。中國烏骨藤無此種毒性，本品為方中君藥。山豆根、露蜂房為清熱解毒，化痰散結的抗癌藥，已被實驗證明對小鼠S180有顯著抑制作用，為方中臣藥。黃芪健脾補氣、脫瘡生肌，女貞子滋陰補腎，二藥合用提高機體免疫功能，已製成口服液，提供臨床應用為方中佐藥。覆花為旋覆代赭湯主藥，降逆止嘔，化痰散結之品為方中使藥。

功效：解毒利濕，化痰散結，補氣降逆。

主治：食道癌、胃癌、賁門癌、肝癌、淋巴瘤。

用法：水煎劑，每日一劑，每劑分二次內服。

歌訣：

通關散即烏骨藤，降逆通利氣下行，
豆根蜂房黃芪女，赭石覆花噎膈通。

136號方　黃獨飲

組成：黃獨三十克，七葉一枝花三十克，白朮二十克，山豆根二十克，蜀羊泉三十克，龍葵三十克，赭石三十克。

方解：黃獨為薯蕷科薯蕷屬植物黃獨的塊莖。別名山薯蕷、香芋、金毛獅子、黃約子、金錢吊蛤蟆。主要成分塊莖中含呋喃去甲基二萜類化合物：黃獨素（亦稱黃藥子萜）、黃獨素B、黃獨素C及碘皂甙、還原糖等。藥理作用：化痰散結，解毒消腫，涼血止血。動物實驗證明，對小鼠S180有抑制作用。黃獨油對U14癌細胞的抑制作用比較明顯，對消化道腫瘤及甲狀腺腫瘤有一定作用。為本方中君藥。七葉一枝花、山豆根、蜀羊泉、龍葵等四味藥物為清熱解毒，軟堅散結功用，且在動物實驗中單味藥分別具有較強抗癌作用，並無明顯毒性，稱無毒有效抗癌藥為本方臣藥組，白朮健脾補氣，化濁抗癌，為本方佐藥。赭石為降逆止嘔，平肝潛陽為本方使藥。

功效：化痰散結，解毒消腫，降逆止嘔。

主治：食道癌、甲狀腺癌、甲狀腺腫瘤、肺癌、白血病。

用法：水煎劑，每日一劑，分二次內服。

歌訣：

黃獨飲治嚥下難，龍葵豆根蜀羊泉，
白朮赭石一枝花，化痰散結並消痰。

137號方　民間消噎方

組成：鮮韭菜（連根，葉搗汁三十毫升）。

方解：韭菜學名為Allium (dorum) 為百合科多年生草本植物。韭的根莖及葉俱可入藥。據《本草綱目》記載：韭根，韭葉的性能是「氣味辛，微甘酸，溫濇。主治歸心，安五臟，除胃中濕毒，溫中下氣，補虛益陽，調和臟腑，令人能食，止洩血膿，腹中冷痛。主胸痺骨痛不可觸者，治胸膈氣，吐出胸中惡血等症。散胃脘瘀血」。韭子的性能是：「氣味辛甘溫，無毒。主治夢中洩精溺血，暖腰膝，治鬼交甚效。補肝及命門，治小便頻數、遺尿、女人白淫白帶」。韭的主要成分Scrodose、硫化物、蛋白質、配糖體、脂肪、灰分、維他命C等。「生取韭汁效果較煎劑為佳」。朱丹溪對食道癌與胃癌用韭汁、薑汁、牛奶治之。

功效：溫胃下氣，調理臟腑，化瘀止痛。

主治：食道癌、胃癌、前列腺癌、精原細胞瘤。

用法：以鮮韭全部（根、莖、葉、子）一百克，搗汁取三十毫升口含頻頻噙化咽下。每日三次，內服。

歌訣：

韭菜搗汁民間方，嚥下困難服之良，
頻頻噙化日三次，調和臟腑保健康。

138號方　滾痰開道散

組成：礞石三十克，大黃二十克，硼砂六十克，沉香十克，硇砂六克，三七三十克，冰片十克。

方解：礞石為《丹溪心法附余》中「礞石滾痰丸」的主藥，本方吸收了礞石、大黃、沉香三味藥物（原方黃芩除外）原方功用降火逐痰，通便。藥理為袪痰、平喘、解熱、抗炎、鎮靜、瀉下、抑菌及抗腫瘤等作用。礞石為硅酸鹽類礦石，性味甘鹹，下氣、平肝、鎮痙、滌痰、化結、除濁。大黃含大黃酸、素抗腫瘤，可抑制癌細胞的氧化和脫氫。沉香下氣，降逆止喘。硼砂為硼砂礦石 (Borax) 提煉出的結晶體。性味甘鹹涼，外用清熱解毒，內服消腫防腐。《本草鋼目》記載：「上焦痰熱、生津液、去口氣、消障翳、除噎嗝反胃、散消瘀肉。」硇砂為天然氯化銨結晶體，溶於水，鹹苦，辛溫有毒，功用破結血、去惡肉。三七為五加科人參屬植物，性味苦溫，化瘀生新，止血止痛。冰片為龍腦科樹幹蒸餾結晶，性味辛苦微寒，開竅醒神、清熱止痛。綜上所述本方礞石為君藥，大黃、硼砂、硇砂為臣藥，三七、冰片為佐藥，沉香為使藥。

功效：逐痰散結、解毒化瘀、止血定痛、化腐生肌。

主治：食道癌、喉癌、胃底賁門癌、十二指腸壺腹周圍癌、子宮頸癌。

用法：諸藥共研細末備用，每日三次，每次一克，口內噙化徐徐咽下，吐盡黏沫。或外敷法。

歌訣：

朱氏礞石滾痰丸，硼砂硇砂開道散，
化瘀生新三七佐，大黃冰片沉香全。

139號方　紫醋粉

組成：紫硇砂三十克，牛黃十克，鮮地龍四十克，米醋一千毫升。

方解：紫硇砂為白色結晶粉末或纖維狀堅硬結晶塊。無氣味，熱之則發散。溶於水，難溶乙醇，本品有毒。紫硇砂主要成分為氯化鈉，氯化銨。抗癌藥理：紫硇砂對小鼠S180，大鼠腹水癌及瓦克氏癌—256均有抑制作用，為方中君藥。牛黃為牛的膽結石，清熱解毒，息風止痙，化痰開竅，抗腫瘤之品為方中臣藥。地龍為巨蚓科動物取其鮮藥，保持抗癌活性清熱息風，平喘，通絡，利尿，抗癌，為方中佐藥。米醋酸斂止血，軟堅散結，引藥上行歸於病位，為方中使藥。

功效：軟堅散結，清熱解毒，化痰開竅。

主治：食道癌、賁門癌、喉癌、甲狀腺癌。

用法：硇砂，地龍共煮，濾除藥渣，取其藥液加入米醋，文火慢熬成為黃色粉末，再加入牛黃粉，拌勻之後，備用。每日三次，每次二克，口含噙化，緩緩咽下，隨之湧出黏液為效。

歌訣：

紫醋粉藏地龍漿，熬得粉狀下牛黃，
每次二克口噙化，徐徐嚥下且莫慌。

140號方　熊膽象牙屑

組成：熊膽十克，紫金錠二十克，象牙屑二十克，三七二十克。

方解：熊膽為熊科動物黑熊或棕熊的膽囊，成份含膽汁酸類碱金屬鹽、膽甾醇、膽色素。從黑熊膽（東北熊）中得20%的牛磺熊脱氧膽酸(Tauro-ursodesxy cholieacid)即是熊膽的主要成份，被水解則產生牛磺酸，熊脱氧膽酸，少量的鵝脱氧膽酸和膽酸，熊脫氧膽酸為鵝脫氧膽酸的立體異構物乃熊膽的特殊成分，可與他獸的膽相區別。動物實驗熊膽有解痙、抗驚厥作用。對心臟小劑量興奮，大劑量抑制作用以及對機體改善微循環和抗腫瘤的作用，性味苦寒無毒，治療熱黃暑瀉、驚癇、疳疾、蟲痛、目翳、喉痺、鼻蝕、瘰痔惡瘡。為方中君藥。紫金錠（紅大戟、山慈菇、千金子霜、麝香、雄黃、硃砂、五倍子）來源於《外科正宗》，其功用清瘟解毒，祛痰開竅，消腫止痛。其藥理為抗炎、抗菌、解毒、收斂、抗病毒、抗腫瘤、強心、利尿等作用。在抗腫瘤的麝香、山慈菇、千金子動物實驗中有明顯的抑制作用。本品外塗也有較好療效，為方中臣藥。象牙屑為雄象牙齒粉末，性味鹹、平、活血化瘀，消痰軟堅，生肌長肉，除腐生新，療久治難愈潰瘍，修惡瘡破潰之創面。為方中佐藥。三七為活血化瘀，止痛止血，抗癌之品為方中使藥。

功效：清熱解毒，化腐生肌，止痛消腫。

主治：食道癌、喉癌、鼻咽癌、肺癌、膽囊癌、肝癌。

用法：以上諸藥共研細末，備用，每日四次，每次二克，口含噙化，咽下勿用水冲洗食道為宜，容其自然下行，以便長時間作用局部。

歌訣：

熊膽象牙屑三七，解毒活血且化瘀，
引入除瘟紫金錠，古為今用效方宜。

141號方　民間牛涎膏

組成：黃母牛涎九十毫升，大蒜九十克，鵝血九十克，杵頭糖九十克。

方解：牛涎為牛科動物黃牛或水牛的唾液，前人《本草拾遺》治反胃，《本草綱目》「治小兒喉閉口緊」、「霍亂」、「噎膈、反胃嘔吐」，生津化毒藥為本方君藥。大蒜為百合科植物蒜的鱗莖。含揮發油，大蒜辣素，鮮蒜含硫氨基酸，稱大蒜氨酸(Alltin)、(C6H O3-Ns)經大蒜酶分解後可產生大蒜辣素及兩個二硫化丙烯基，并含制菌素和微量碘。藥理作用：健胃止痢，殺菌驅虫。體外實驗証明0.3%大蒜浸液或大蒜油對人體鼻咽癌細胞轉化的CSN3、CSN7，和小鼠S180，人體宮頸癌細胞（Hela株）及人體肝癌細胞(L7402)等均有較強的抑制作用。直接或間接破壞癌細胞染色體的結構。由染色體的退行性變而導致癌細胞核的退行性改變。最後引起癌細胞死亡。大蒜有效成分中的不穩定氧原子，可使癌細胞和細菌體生長繁殖所必需的含—SH基酶氧化，而失去活性。實驗證明大蒜中抗癌成分與抗菌成分中的不穩定氧原子，可能使癌細胞和細菌體生長繁殖所必需的含—SH基酶氧化而失去活性。實驗證明大蒜中抗癌成分與抗菌成分屬同一物質。大蒜浸液的毒性一般很少，小鼠的LD50為323.6毫克／公斤體重；腹腔注射的治療量僅為半數致死量的1/4。作為方中臣藥。鵝血為食用家禽鵝的全血。含鹼性磷酸酶和乳酸脫氫酶，球蛋白。且鵝血免疫器官胸腺及胰腺極為發達。提示鵝的抗癌成分可能為一類免疫抗原物質，藥理作用《本草綱目》記載鵝血治「噎嗝、反胃」、「翻胃」、「解藥毒」等，民間早有鵝血合韭菜治癌經驗。動物實驗鵝血可使小鼠EC癌性腹水形成減慢，液量減少。而且使癌細胞發生質的改變，癌細胞明顯退變，色變淺，胞核消失，胞漿內可見退變的核仁，着色淺淡，小癌細胞則有核溶解的變化。用灌胃方法就能使癌細胞抑制。表明鵝血中抗癌因子不受胃腸中酸、鹼、酶所破壞。為方中佐藥。杵頭糖為五穀粗製品的精華，可健脾胃、調臟腑，含有多種維生素等營養物質為方中使藥。

功效：健脾和胃，驅蟲殺菌，抗癌補血。

主治：食道癌、胃癌、腸癌、肝癌、肺癌、白血病。

用法：大蒜，杵頭糖搗爛成泥，再以鵝血，牛涎攪勻，冷藏備用，每日二次，每次二十八毫升，加上二十五毫升，文火煮沸內服。

歌訣：

民間驗方黃牛涎，老鵝鮮血伴大蒜，

調理脾胃杵頭糖，噎嗝反胃服之安。

142號方　化瘀消噎煎

組成：紫草根十克，當歸三十克，丹參二十克，鬱金三十克，內金二十克，天龍十克，地龍十克，蛇蛻十克，焦三仙三十克。

組成：紫草為紫草科紫草屬植物紫草的根。含紫草素，乙酰紫草素，紫草紅，異丁酰紫草素。藥理作用：清熱涼血，解毒透疹，動物實驗表明，對小鼠S180及絨癌有抑制作用，抑制率為30%，也能抑制絮狀表皮癬菌等。並有明顯的抗垂體促腺激素及抗絨毛膜促性腺激素的作用為君藥組。天龍、地龍、蛇脫為鹹寒，解毒化痰，息風鎮痙抗癌藥，為方中臣藥組。當歸、丹參、鬱金三味藥活血化瘀，舒肝養血，在單味藥分別動物實驗中均有不同程度抗癌作用，為本方佐藥組。雞內金、焦三仙健脾胃，化食滯，消積散鬱為方中使藥。

功效：化瘀散結、消積化痰、平肝息風。

主治：食道癌、胃癌、肺癌、肝癌、淋巴瘤、白血病。

用法：水煎劑，每日一劑，每劑分二次內服。

歌訣：

活血化瘀消噎煎，當歸丹參內鬱金，
天龍地龍龍衣蛻，三仙引經紫草根。

143號方　龍虎三膽散

組成：地龍十克，壁虎十克，蛇膽十克，雞膽十克，羊膽三十克，大黃二十克，黃酒一百二十毫升。

方解：地龍巨蚓科環節動物毛蚓乾屍，鹹寒，清熱息風，平喘通絡，別名蚯蚓。含蚯蚓解熱鹹、蚯蚓素、蚯蚓毒素、腺嘌呤、膽鹼、膽甾醇，《本經》記載「治蛇瘕」，《本草綱目》記載「治瘰癧」。壁虎為爬虫蜥蜴類，藥用全體，抗癌藥理，水溶液對人體肝癌細胞呼吸有抑制作用，地龍、壁虎為君藥組。蛇膽、雞膽、羊膽為清肝利膽、解毒化瘀，分別在單味藥抗癌實驗中都有不同程度抑制率。為方中臣藥組，大黃蒽醌、大黃素、大黃酸，分別在動物實驗中對小鼠癌細胞有抑制作用，但大黃能清血中濕熱、滌胃腸積滯、通下消積，為方中佐藥，黃酒辛甘溫，微熱，通經活絡為方中使藥。

功能：化痰軟堅、散結、解毒化瘀。

主治：食道癌、胃底賁門癌、肝癌、膽囊癌。

用法：先將上藥剪碎混合，再焙乾研成細末，每包十克，第一天晨起大黃粉六克，白開水送下，第二天凌晨服龍虎三膽散十克，黃酒送下，第三天、第四天重複以上用法，此量為一個療程，休三天再行下程。

歌訣：
消噎龍虎三膽散，雞羊鮮膽毒蛇膽，
生用大黃為佐藥，黃酒為引毒性緩。

144號方　慈菇膏

組成：山慈菇十五克，蟹殼三十克（煆），蜂蜜一百二十克，米醋三十克。

方解：山慈菇為百合科山慈菇屬植物麗江山慈菇的鱗莖。別名益辟堅，草貝母。從山慈菇中提取出抗癌活性物質為秋水仙鹼，呈淡黃色針狀結晶，味苦，日光下易變深暗色。近年又從中提出一種抗癌性物質名為乙酰基秋水仙鹼，秋水仙鹼加氨水解成秋水仙酰胺。藥理清熱解毒，軟堅散結，對小鼠S180，肝癌實體型，淋巴肉瘤，大鼠WK256有抑制作用。去乙酰基秋水仙鹼具有很強的抗癌作用，而對小鼠毒性僅為秋水仙鹼的1/30-1/40，另秋裂鹼胺作用於抑制細胞的有絲分裂。對動物腫瘤抑制作用稍高於秋水仙鹼，而毒性小於10-20倍，抗癌譜也較為廣泛，為方中君藥。蟹殼屬於節足動物甲殼類，性味，鹹寒，有小毒。主治胸中邪氣，熱結痛，煩悶氣結。《本草綱目》記載「消積，腹痛」，為方中臣藥。蜂密健脾和胃，解毒化瘀為方中佐藥，米醋軟堅化結，為方中使藥。

功效：軟堅散結，清熱解毒。

主治：食道癌、甲狀腺癌、肝癌、骨腫瘤、淋巴瘤、各種肉瘤。

用法：將慈菇切碎，加水六百毫升，煮成三百毫升，除去慈姑和蟹骨藥渣，用蜂蜜攪勻，每次二湯匙，每日服五次，三十日為一療程。

歌訣：

慈菇膏藏秋水仙，蟹殼為粉須細研，
除去藥渣取藥液，蜂蜜米醋再加填。

145號方　月石丸

組成：月石十五克，芒硝三十克，薄荷葉三十克，三七二十克，梅片一克，麝香一克，熊膽一克。

方解：月石（即硼砂）為硼砂礦石提煉出的結晶體，性味鹹甘涼，外用清熱解毒，內用清熱化痰，用於口舌生瘡，咽喉腫痛，目赤翳障。痰水壅滯，痰黃黏稠，咳吐不利，噎嗝不下。反胃嘔吐，積塊成痰，結成瘀肉，骨鯁，惡瘡。與芒硝合用為本方君藥組，芒硝為含硫酸鈉的精製礦石的結晶體，性味鹹苦寒，瀉下軟堅，清熱消腫，用於積滯燥結，咽痛瘡瘍。與月石配伍有軟堅散結，化瘀消腫，通幽祛壅之功。薄荷為唇形科多年生草本植物，藥用莖葉，性味辛涼，疏散風熱，清利頭目，利咽通膈，透疹。用於肝氣鬱滯，胸脇脹痛，麝香為鹿科雄體香囊分泌物，性味辛溫，開竅醒神，活血散結，止痛行徑。用於閉症諸痛，瘡瘍腫毒。冰片為龍腦科常綠喬木龍腦香樹幹蒸餾結晶。稱龍腦冰片，也稱「梅片」。性味辛苦微寒，開竅醒神，清熱止痛。用於瘡瘍，咽喉腫痛，口瘡，目疾，胸痛，關膈熱寒。以上三味其屬辛涼微苦，特性清熱解毒，芳香開竅之品，該藥為本方臣藥組。三七為五加科多年生草本植物三七的根。性味甘溫，微寒，化瘀止血，活血定痛。消腫抗癌。用於化瘀止血各種血症，跌打損傷，瘀滯腫痛，對冠心病，腫瘤有一定療效。並有養血補氣作用的血分之品，為本方佐藥。熊科動物黑熊或棕熊的膽囊，性味苦微寒，含膽汁酸類鹹金屬鹽，又含膽甾醇、膽色素，黑熊膽中約含

20%的牛磺熊脱氧膽酸，是熊膽主要成份若被水解則生成牛磺酸與熊脱氧膽酸。熊膽含少量鵝脱氧膽酸及膽酸。熊脱氧膽酸為鵝脱氧膽酸的立體異構物及熊膽的特殊成分，可與其他獸的膽相區別。藥理清熱、鎮痙明目、殺蟲。主治熱黃、暑瀉、驚癇、喉痺、瘰毒惡瘡等清熱解毒之品，為方中使藥。

攻效：軟堅散結，通痺開竅，清熱解毒。

主治：食道癌、肺癌、肝癌、白血病、成骨肉瘤。

用法：共研細末煉蜜為丸，每丸重三克，每日三次，每次含化一丸，隨津嚥下。

歌訣：

噎嗝反胃月石丸，芒硝三七冰梅研，

薄荷麝香善開竅，引經散結黑熊膽。

146號方　腫瘤藕汁飲

組成：藕節汁六十克，小薊汁六十克，白茅根汁六十克，菱角汁六十克，山楂汁六十克，大棗汁六十克，鮮大蒜汁六十克，荸薺汁六十克，檳榔汁六十克，雞膽汁六十克。

方解：藕節為睡蓮科多年水生草本植物蓮的地下莖節。性味甘、澀平，收斂止血、化瘀生新，抗癌實驗証明對小鼠S180、肝癌腹水型均有抑制作用。小薊菜為菊科植物全草地根莖，性味甘苦涼，涼血止血、散瘀消癰，抗癌實驗對小鼠艾氏腹水癌有抑制作用，日本人用鮮大小薊搗爛外敷治乳腺癌。白茅根為禾本科白茅根莖，性味甘涼寒，涼血止血，清熱利尿。菱角為菱科菱屬植物為四角菱的果實，性味甘平，安中補臟，四角果實動物實驗對小鼠S180抑制率為60%。山楂為薔薇科植物的果實，含檸檬酸、山楂酸、鞣質皂甙、維生素C，種子含苦杏仁甙，山楂水煎液可延長移植荷瘤小鼠生存期。生山楂對抗噬菌體有作用，對小鼠艾氏腹水癌有抑制作用，山楂種子水煎液對JTC-26抑制率達50-70%。大棗為鼠李科藥用棗樹果實，甘溫補氣，久服輕身。本品熱水提取物對JTC-26抑制率達90%以上。大蒜為百合科鱗莖，辛溫健脾，消癰腫，破癥積，小鼠腹腔注射對艾氏腹水癌明顯抑制作用對網織細胞瘤—180、肝癌實體型、宮頸癌—14均有抑制作用，對體外培養的JTC-26抑制率達70-90%，並提高病人淋巴細胞轉化率。荸薺為沙草科植物，藥用塊莖，甘寒、益氣安中、治五種噎嗝（氣、血、痰、食、火）上海腫瘤防治合作組發現各種製劑對動物體內實驗腫瘤均有抑制作用。檳榔為棕櫚科植物成熟果實，性味芳辛，苦溫破滯，辛溫散邪，瀉胸中積氣。動物實驗對小鼠腹水型，腫瘤抑制率91.9%（乙醇提取物）和93.9%（熱水提取物），對JTC-26抑制率50-70%，對小鼠S180抑制率50-70%。雞膽汁為雄雞膽囊內液汁，苦寒，消炎止咳，降逆止嘔。抗癌實驗缺如。方中藕節、小薊、白茅根、菱角、荸薺五味藥物多為地下根莖塊為主，性寒涼，止血化瘀，散結，為方中君藥組。山楂、大蒜、檳榔性味酸辛、溫，可解毒化瘀，破滯散結為方中臣藥組。大棗甘溫，健脾補氣，久服散瘀為佐藥。雞膽汁，消炎降逆為方中使藥。

功率：化瘀散結、涼血止血、清熱解毒、補氣生津。

主治：食道癌，胃癌及晚期腫瘤飲食困難者。

用法：以上諸藥，以鮮藥為佳，搗爛成泥，擰為汁液，混勻備用。每日三次，每次二十毫升。

歌訣：

腫瘤飲用十種汁，藕薊茅菱檳荸薺，
山楂大棗蒜雞膽，鮮藥為飲效量宜。

147號方　金螺膠

組成：田螺六十枚，側柏汁六十克，韭根汁六十克，人乳一百毫升，牛乳一百毫升，羊乳一百毫升，蜂乳一百毫升，金箔六張。

方解：田螺生於湖泊水中，學名為Cipangopludinachinensis (Gray) 全體入藥。宜鮮用為佳。田螺肉的性能：氣味甘，大寒、無毒。《本草綱目》記載：「主治目疾赤痛、止渴、療熱、醒酒、利大小便、去腹水結熱、目下黃、腳氣上冲、小腹急硬、小便澀赤、手足浮腫、熱瘡、壓月石毒、利濕熱、搗爛貼臍，引熱下行。止噤口痢、下水氣淋閉、搽痔瘡。胡臭、治瘰癧、癬瘡。」營養成分：水份、蛋白質、脂肪、糖類、灰分等曾用消化道腫瘤及腦腫瘤，為本方君藥。側柏葉、韭根，清熱解毒、活血化瘀，抗癌之品，動物實驗證實對小鼠S180，肝癌腹水型均有較強抑制。為本方臣藥組。蜂乳為初成長工蜂咽脈及咽後腺的分泌物和花蜜所釀成的糖漿狀物質。是蜂王和早期幼蟲的飼料。又名王漿。據日本《食品加工和包裝技術》文章介紹蜂乳成分為：除一般水、蛋白質、糖類、灰分之外，還有維生素B族1、2、6、菸酸、泛酸、生物素、葉酸、乙酰膽碱、肌醇、氨基酸、有機酸和人體必需之微量元素。抗癌藥理：王漿的醚溶性部分W－羥基－

4^2—癸烯酸，具有強烈抑制移植性白血病6C3HED淋巴癌、乳腺癌及艾氏腹水癌等癌細胞生長的作用。可使患癌的家鼠能夠存活一年，而對照組僅活21天。意大利幼蜂漿口服或注射，能使艾氏腹水癌小鼠壽命延長，腹水出現較遲，癌細胞發育有退行性變化。本品為人乳、牛乳、羊乳等合用為方中佐藥。金箔為黃金錘成紙狀薄片，陶弘景稱為「生金」性味辛苦平，有毒。藥理：鎮心安神、解毒、治驚癇、癲狂心悸、瘡毒、噎嗝。骨蒸勞渴、墜痰涎、降邪火。凡邪盛於上，宜清宜降者必用。為本方使藥。

功效：軟堅散結、清熱解毒、健脾和胃、強身抗癌。

主治：食管癌、肝癌、乳腺癌、甲狀腺癌、淋巴瘤、白血病。

用法：先以側柏汁與田螺肉混勻放置一晝夜之後，再與群藥熬成膏狀，備用，每日三次，每次五十毫升，口服。

歌訣：

金螺膠用生金箔，側柏韭汁鮮田螺，

人牛羊乳王漿蜜，生津化滯治噎嗝。

148號方　民間貓胎酒

組成：貓胎盤五具，紹興黃酒五百毫升。

方解：貓胎盤為貓科動物的胎盤，《本草逢原》稱「貓胞」。性味甘，溫無毒。入肝、脾、胃三經。功用主治：治噎嗝反胃、胃脘痛。貓胎盤含胎生動物應有的胎盤一般具備激素之外，尚含有特殊抗癌物質待進一步研究探索。筆者隨作者在臨床實踐中觀察十數例晚期腫瘤病人，除見到改善一般症狀之外，尚有三例（宮頸癌、肝癌、白血病）已生存十餘年之久。紹興黃酒為黃米釀成，性味純正，配方中有溶酶、矯味之用。按配方原則，貓胎盤為君藥兼臣藥。紹興黃酒為佐藥兼使藥合理配方。

功效：溫補肝腎、調理臟腑、活血化瘀。

主治：食道癌、賁門癌、子宮頸癌、卵巢癌、肝癌、白血病。

用法：將貓初生胎盤，以新瓦焙乾存性。研末，每日三次，每次一克，紹興黃酒十毫升送下。

歌訣：
民間流傳貓胎酒，先人《同壽錄》中有，
古為今用抗癌症，有待實驗再研究。

149號方　梅韭膏

組成：水楊梅一千克，韭汁一千克，慈菇一千克，柿蒂一千克。

方劑：水楊梅為茜草科水楊梅屬植物水楊梅全草。別名水石榴，小葉團花。含生物鹼及酚性化合物。在白花序中可分離得B—谷甾醇。熊果酸、水楊梅甲素及三萜化合物。藥理：清熱解毒、散瘀消腫，動物實驗証明，對小鼠SAK、WK256及U14癌細胞有抑制作用。此外對沙門氏菌及金黃葡萄球菌也有抑制作用。用於消化道腫瘤、宮頸癌、淋巴肉瘤及腮腺炎皮膚濕疹均有療效的抗炎藥為方中君藥。韭汁為韭菜根的汁液含精油、硫化物、配糖體等。《本草綱目》記載治胸中膈氣、反胃。日本民間治療食管癌、胃癌。故為本方臣藥。慈菇為百合科山慈菇屬植物麗江山慈菇的鱗莖。含秋水仙鹼，動物實驗中有廣譜抗癌作用，為方中佐藥。柿帝為柿科植物柿的宿存花萼，澀平無毒。《滇南本草》介紹治氣膈反胃，降逆止嘔為方中使藥。

功效：清熱解毒、消瘀散腫、降逆止嘔。

主治：食管癌、胃癌、肝癌。

用法：用八千毫升水，慢火久煮去渣成膏，每日三次，每次二十五毫升。

歌訣：

食管癌用梅韭膏，柿蒂止嘔呃氣消，
散瘀消腫山慈菇，秋水仙鹼效率高。

150號方　玉蜀銀耳煎

組成：玉蜀黍一百克，銀耳一百克，胡桃一百克，冬蟲草五十克，天冬一百克，枸杞一百克，女貞子一百克，桑寄生一百克，木瓜一百克。

方解：玉蜀黍為禾本科多年生草本植物的成熟種子，別名玉米，學名Zeamaysl，玉米須種子、葉均入藥。其性能《本草綱目》「氣味甘平無毒。主治調中開胃，小便淋瀝沙石，痛不可忍」。民間用治腎病、淋病、糖尿病、肝炎、鼻炎。其成份錐蕊含萄葡糖。果實含澱粉、蔗糖、轉化酶、蛋白質。胚芽含有脂肪油。玉蜀黍治癌，日本介紹民間用於治療胃癌、食道癌、胰腺癌。銀耳為銀耳科植物銀耳的子實體，俗稱白木耳。除一般營養劑，含有DNA、16種氨基酸（脯氨酸最豐富）、輔酶Q及抗癌的銀耳多糖類的成份。從福建銀耳提取多糖對小鼠S180，抑制率35.4%，精製的銀耳提取物分離酸性異多糖和中性異多糖，抑瘤率在45—91.7%以上，銀耳多糖能提高小鼠腹腔巨噬細胞吞噬功能，並能減輕CO60γ射綫及環磷酰胺對小鼠和狗的放射化療反應。促進造血功能恢復，減少放射死亡率。以上二味藥物健脾補腎為君藥組。胡桃為胡桃科胡桃屬植物胡桃仁的種隔（分心木），外果皮（青龍衣）及葉果肉均能入藥。化學成分：外果皮含胡桃醌、氫化胡桃醌—B—萄葡糖甙，鞣質和沒食子酸等。果實及葉含有黃酮及其甙類。種子含脂肪油、蛋白、糖類；葉含肌醇、咖啡酸、沒食子酸等。葉及未成熟果實含大量維生素C，生物碱、胡桃酮、蒽醌、鞣質等。葉及果皮含揮發油。抗癌藥理：未成熟果實的醇浸物對艾氏腹水癌、S180、S37有抑制作用。維生C能明顯阻斷致癌物質亞硝酸胺在體內合成，故可抑制腫瘤。黑胡桃對小鼠自發的乳腺癌和艾氏腹水癌及S180癌細胞核有分裂作用。小鼠腹腔注射青胡桃醇提取物測定LD50為214克生藥／公斤體重，表明毒性甚低。冬蟲夏草、天冬、枸杞、女貞子，雖為補腎益肺滋陰藥物，但實驗室均已證實為抗癌藥物，已用於臨床。因此以上五味補藥抗癌藥為本方臣藥組。桑寄生為桑寄生科植物槲寄生、桑寄生、梅寄生等多種植物的枝葉，又名冬青。桑寄生成分為槲皮素，萹蓄甙，抗癌藥理在體外實驗，對JTC—26抑制率為50～70%，水提取對小鼠S180抑制率為39.5%。近來國內外對寄生研究：梅寄生熱水提取物對S180抑制為77.9%，白槲寄生對S180抑制率為90%以上。椆寄生、栗寄生、荔寄生對動物實驗腫瘤均有抑制作用。因寄生補腎強筋、利濕活血為本方佐藥。木瓜為薔薇科木瓜屬植物貼梗木瓜的果實。主要成份番木瓜鹼、蘋果酸、蘋果酸鉀。抗癌藥理：番木瓜鹼有顯著的抗淋巴細胞白血病L1210的活性作用。對淋巴細胞白血病和鼻咽癌有中等程度抑制作用，其水溶醇溶提取物對小鼠艾氏腹水癌均有較強的抑制作用。體外實驗木瓜煎劑對JTC—26抑制率為70～90%。因木瓜酸平調氣、養肝和胃、消脹舒筋、息風去濕為本方使藥。綜上所述，玉蜀銀耳煎為抗癌動物實驗證實的舒肝和胃、補脾補腎、補氣補血調理臟腑功能的補藥抗癌方，中醫所謂有科學根據的扶正蕩邪方。

功效：扶正培本、祛風散結。

主治：食道癌、胃癌、肺癌、腎癌、肝癌、白血病。

用法：水煎劑，每日一劑，每劑分三次內服。

歌訣：

玉米銀耳煎湯煲，杞女木瓜核蟲草，

天冬寄生為佐料，扶正蕩邪美羹餚。

國家圖書館出版品預行編目(CIP)資料

新編中華中草藥治癌全集 / 李岩作 .-- 第一版 .
-- 臺北市：樂果文化，2012.10
冊； 公分 .--（治癌中醫；1-3）
ISBN 978-986-5983-19-2(第 1 冊：平裝). --
ISBN 978-986-5983-20-8(第 2 冊：平裝). --
ISBN 978-986-5983-21-5(第 3 冊：平裝). --
ISBN 978-986-5983-22-2(全套：平裝)

1. 癌症 2. 驗方 3. 中藥方劑學

414.65 101019271

治癌中醫 01

新編中華中草藥治癌全集（一）

作　　者 / 李岩
編　　者 / 潘萍、王艷玲
責任編輯 / 廖為民
行銷企畫 / 張雅婷
封面設計 / 上承文化有限公司
內頁設計 / 上承文化有限公司

出　　版 / 樂果文化事業有限公司
讀者服務專線 /（02）2795-3656
劃撥帳號 / 50118837 號 樂果文化事業有限公司
印 刷 廠 / 卡樂彩色製版印刷有限公司
總 經 銷 / 紅螞蟻圖書有限公司
地　　址 / 台北市內湖區舊宗路二段 121 巷 28．32 號 4 樓
電話：（02）2795-3656
傳真：（02）2795-4100

2012 年 11 月第一版　定價 / 300 元　ISBN：978-986-5983-19-2

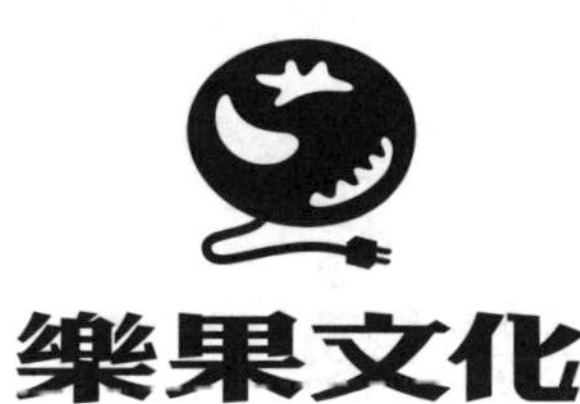
樂果文化

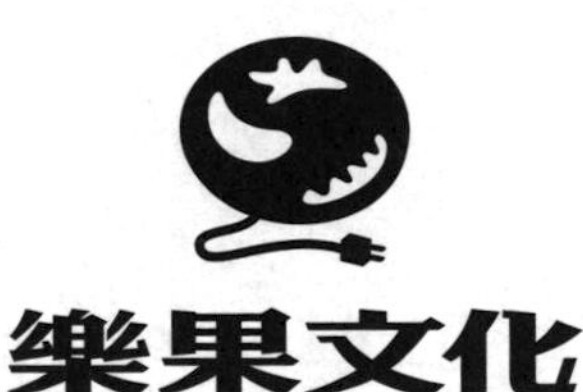
樂果文化

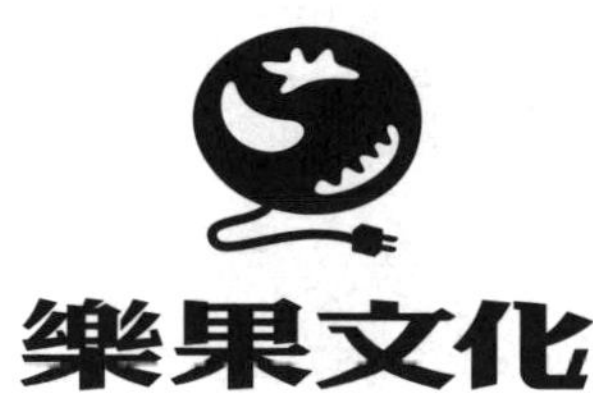
樂果文化

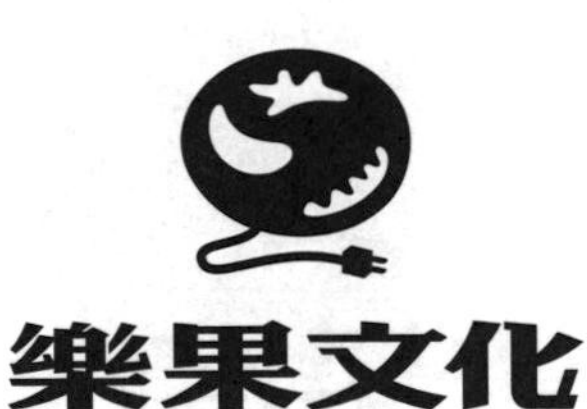
樂果文化